Evelyn Elsaesser

Vorwort von Dr. Christophe Fauré

Spontane Kontakte mit Verstorbenen

Eine wissenschaftliche Untersuchung
bestätigt die Realität von
Nachtod-Kontakten

Evelyn Elsaesser

Vorwort von Dr. Christophe Fauré

Spontane Kontakte mit Verstorbenen

Eine wissenschaftliche Untersuchung bestätigt die Realität von Nachtod-Kontakten

Die Umfrage wurde durchgeführt von
Evelyn Elsaesser, Prof. Chris A. Roe,
Dr. Callum E. Cooper, und David Lorimer

Übersetzung aus dem Französischen von
Maja Ueberle-Pfaff

crotona

Die französiche Originalausgabe erschien 2021 unter dem Titel *Contacts spontanés avec un défunt* bei Éditions Exergue (une marque du groupe Guy Trédaniel), 27, rue des Grands-Augustins, F-75006 Paris

Deutsche Ausgabe:
1. Auflage 2021

www.crotona.de

Übersetzung aus dem Französischen: Maja Ueberle-Pfaff
Umschlaggestaltung: Annette Wagner

Druck: CPI • Birkach

ISBN 978-3-86191-224-8

**Wir widmen dieses Buch all jenen,
die uns so großzügig an ihren Erfahrungen
teilhaben ließen.**

Inhalt

Vorwort

von Dr. Christophe Fauré

Anfangs glaubte ich nicht daran

Während meiner Berufsjahre als Psychiater im Bereich Palliativpflege begleitete ich Trauernde nach dem Verlust eines lieben Menschen. Sie teilten mit mir ihr Leid, ihren Schmerz, ihre Wut, ihre Schuldgefühle. Ich beschritt gemeinsam mit ihnen den schmerzhaften Weg der Trauer. Damals bemerkte ich lediglich, wie ein Prozess ablief, von dem ich anfangs allein die psychologische Dimension wahrnahm.

Doch im Lauf der Jahre tauchten in den Erzählungen meiner Patienten immer wieder seltsame Erfahrungen auf. Mit einer solchen Konstanz und Häufigkeit, dass es mir unmöglich wurde, mich nicht ernsthaft mit ihnen zu befassen.

Sie berichteten mir von ›Zeichen‹. Zeichen, die von ihnen als eine Manifestation ihres verstorbenen Angehörigen oder Freundes gedeutet wurde, über die sie jedoch – manchmal jahrelang – Stillschweigen bewahrten, weil sie fürchteten, für ›verrückt‹ gehalten zu werden, wenn sie ihrer Umgebung davon erzählten! Vielen von ihnen war es ein wenig peinlich, mit einem Psychiater darüber zu sprechen, und sie beteuerten: »Herr Doktor, ich bin ein sehr rational denkender Mensch, aber …« und dann folgte der Bericht über »diese merkwürdige Sache«, die sie nach dem Tod des ihnen nahestehenden Menschen erlebt hatten. Eine »Sache«, die ich später als »NTK« bezeichnen lernte. NTK: Nachtod-Kontakt mit einem verstorbenen Menschen.

Nachdem mittlerweile fünfundzwanzig Jahren Trauerbegleitung stelle ich den Menschen heute, mehr oder weniger direkt, stets dieselbe Frage: »Haben Sie den Eindruck, dass Sie nach dem Tod des Menschen, der Ihnen nahestand, ›Zeichen‹ erhielten oder bestimmte Wahrnehmungen machten?« Ich kann kaum noch sagen, wie viele Menschen mir daraufhin, erleichtert über meiner Frage, bereitwillig von einem oder mehreren NTK erzählten!

Es gibt also ein Thema, das aufgrund seiner enormen Tragweite unsere Aufmerksamkeit verdient, und ich freue mich, dass die vielen Jahre des Zuhörens und Beobachtens in meiner ärztlichen Praxis in diesem Buch ein so nachhaltiges Echo finden.

Wir sollten uns eines bewusst machen: Die Veröffentlichung eines Buches wie des vorliegenden ist nicht harmlos, und ich möchte an dieser Stelle die Integrität und die mutige Entscheidung der beteiligten Autoren, Wissenschaftler und Universitätsdozenten von Weltrang würdigen, die ihre berufliche Glaubwürdigkeit aufs Spiel setzen, um sich als echte Pioniere auf das geheimnisvolle Terrain der NTK zu begeben.

Denn eines ist klar: Wir befinden uns hier nicht auf dem Gebiet des Glaubens, es handelt sich nicht um religiöse Überzeugungen, an die man sich in einem Moment der Verzweiflung klammert, um die Angst vor dem Tod und das Grauen angesichts des Nichts einzudämmen. Nein, die Herangehensweise der Wissenschaftler ist eine völlig andere. Sie basiert auf Zuhören, Beobachten, Datenerhebung und Datenanalyse. Sie stützt sich auf wisswenschaftliche Methoden, die Fakten erfassen und konstatieren. Selbst wenn das Thema NTK etwas anderes nahezulegen scheint, könnte die Wahl der Methoden nicht präziser und rationaler sein. Die Autoren gehen von konkreten Informationen aus, und dieser Ansatz macht ihre Arbeit ebenso relevant wie gehaltvoll.

Der Behauptung, NTK seien nichts weiter als Halluzinationen oder unbewusste Projektionen, kann ich aus meiner Position als Psychiater mehrere Argumente entgegensetzen. Meiner Erfahrung nach entsprechen NTK nicht den diagnostischen Kriterien einer psychotischen Halluzination und auch nicht denen einer von psychoaktiven Drogen ausgelösten Halluzination. Halluzinationen, die durch eine Psychose verursacht werden, treten erkennbar im Kontext einer psychischen Erkrankung wie beispielsweise der Schizophrenie auf. Personen, die von einer psychischen Störung mit Halluzinationen betroffen sind, leiden unter einer belastenden psychischen Einkapselung. Ihr Geist ist vor, während oder nach einer halluzinatorischen Episode von einer quälenden Unruhe befallen. Das ist jedoch bei der überwältigenden Mehrheit der Menschen, die einen NTK erlebten, nicht der Fall. Bei ihnen ist keinerlei psychotische Störung auszumachen, die ihren NTK erklären könnte.

Darüber hinaus weisen Hallzinationen, die in Zusammenhang mit einer Psychose auftreten, sehr häufig eine negative oder traumatisierende Färbung auf (das Gefühl, verfolgt, erniedrigt, bedroht zu werden etc.). Dagegen berichten – wie Sie in diesem Buch sehen werden – Menschen, die einen NTK erlebt haben, mehrheitlich von einer positiven oder sogar *sehr* positiven Erfahrung. Dazu kommt, dass der Nachhall einer halluzinatorischen Episode das Leiden der psychotischen Person verlängert, während Menschen nach einem NTK in den meisten Fällen eine Beruhigung erleben, eine Öffnung des Herzens, die sich häufig vorteilhaft auf ihre Trauer auswirkt. Als Fazit kann man festhalten: Um Halluzinationen handelt es sich nicht.

»Ja, aber«, wird oft eingewandt, »ist es nicht der Wunsch, den Verstorbenen wiederzusehen, der diese Manifestationen auslöst? Sind sie nicht eine Projektion der Psyche?« Das könnte man in der Tat vermuten, weil Trauernde häufig das intensive Verlangen äußern, mit ihren Verstorbenen Kontakt aufzunehmen. Keine Frage – welche Mutter, welcher Vater, welcher Ehepartner, welches Kind wünscht sich nicht den Kontakt zu Kind, Partner, Mutter, Vater, wenn der geliebte Mensch gestorben ist? Wäre der Wunsch, sich wiederzusehen, jedoch das einzige auslösende Element, die treibende Kraft für einen NTK, müsste man dann nicht logisch folgern, dass alle trauernden Menschen einen solchen Kontakt erleben dürften? Doch das ist eindeutig nicht der Fall. Daher kann man nicht ernsthaft davon ausgehen, dass allein der starke Wunsch, den geliebten Menschen wiederzusehen, für eine solche Erfahrung verantwortlich sei. Und was ist mit NTK, die Personen zu einem Zeitpunkt erleben, *an dem sie von dem Tod des geliebten Menschen noch gar nichts wussten?*

Wodurch soll in einem solchen Fall der Wunsch entstehen, einen Verstorbenen wiederzusehen, *da man noch gar nicht weiß, dass diese Person überhaupt verstorben ist?* Nein, der Wunsch, den Anderen wiederzusehen, ist nicht die treibende Kraft für einen NTK.

Was ist es dann?

Dass dieses Buch keine eindeutigen Antworten auf diese Frage gibt, spricht für den Sachverstand und das Feingefühl seiner Verfasserin. Das Buch stellt das Phänomen NTK auf der Grundlage von Erfahrungsberichten dar. An eine *Deutung* der gesammelten Berichte wagt es sich nicht. Es bleibt der Leserschaft überlassen, ihre eigenen Schlussfolgerungen zu ziehen. Hier finden Sie lediglich Anhaltspunkte für die Reflexion über die Frage, welche Bedeutung man derartigen Erfahrungen zuschreiben sollte. Was sagen sie über das Jenseits aus? Legen sie eine Kontinuität des Bewusstseins nach dem Tod nahe? Wir nähern uns damit der spirituellen Dimension der Nachtod-Kontakte, die nicht Thema dieses Buches ist.

Dennoch sind solche Fragen so faszinierend, dass ich ihnen kurz nachgehen will.

Beim Studium der hier geschilderten NTK drängt sich mir unwillkürlich der Vergleich mit einem anderen Forschungsbereich auf, dem der Nahtoderfahrungen (NTE) beziehungsweise *Near Death Experiences* (NDE). Von NTE berichten Menschen, die für klinisch tot erklärt wurden und durch Reanimation wieder zum Leben erweckt werden konnten. Sie beschreiben alle eine ähnliche Erfahrung, die den Zeitraum betrifft, in dem sie als ›tot‹ galten. Im Krankenhaus, auf der Palliativstation und in meiner eigenen Praxis habe ich aus dem Mund meinem Patienten häufig Ähnliches gehört. Ich möchte Sie einladen, das Thema selbst zu vertiefen, falls es Sie interessiert.

Erstaunlich an einer Nahtod-Erfahrung ist die Tatsache, dass auch sie *ein mögliches Fortbestehen des Bewusstseins nach dem physischen Tod* nahelegt. Bei einer NTE nähert man sich dieser Möglichkeit durch Menschen, die »sterben«, während man bei einem NTK den Blickwinkel von Menschen einnimmt, die »bleiben«. Wir lernen also zwei sehr unterschiedliche Perspektiven kennen, die jedoch durchaus in dieselbe Richtung weisen könnten.

Welche Richtung ist dies? Es liegt an Ihnen, sie zu definieren. Es bleibt Ihnen überlassen, sich Ihre eigene Meinung zu bilden, basierend auf Ihren Recherchen und zuverlässiger Lektüre zu diesen verschiedenen Themen, zu denen Sie sich Zugang verschaffen werden.

Und dabei kann Ihnen dieses Buch mit Sicherheit behilflich sein. Möge es Sie in Ihrem persönlichen Empfinden bestärken, unabhängig davon, ob Sie nun selbst einen NTK erlebt haben oder nicht, ob Sie nun selbst trauern oder merken, dass Ihre Neugier angefacht wird. Fühlen Sie sich zu eigenen Erkundungen inspiriert, bei denen sie die Bedeutung und die Konsequenzen des Phänomens weiter erforschen. Sie haben mit diesem Buch einen wertvollen Begleiter in den Händen. Es wird Ihnen ein tieferes Verständnis der Thematik ermöglichen.

Wer weiß, wohin es Sie führen wird?

Ich wünsche Ihnen eine gute und fruchtbare Lektüre.

Dr. Christophe Fauré
Autor von *Vivre le deuil au jour le jour*,
Editions Albin Michel 2012

Einige Worte zur Einführung

Im vorliegenden Buch finden sich die Ergebnisse eines zweijährigen internationalen Forschungsprojekts zur *Phänomenologie und den Auswirkungen von spontanen Nachtod-Kontakten(NTK)*. Für unsere Studie konnten wir über 1000 Erfahrungsberichte in den drei Projektsprachen (Französisch, Englisch, Spanisch) sammeln. Wir verfügten somit über die weltweit umfangreichste multilinguale Sammlung spontaner NTK. Zum Zweck ihrer Erhebung stellten wir einen Fragebogen zusammen, der fast 200 Fragen zur Art und Auswirkung spontaner, allem Anschein nach von einem Verstorbenen initiierten, Nachtod-Kontakte enthielt. Die quantitativen Ergebnisse, die im Folgenden vorgestellt werden, gestatten ein umfassendes Verständnis eines sehr verbreiteten, aber in den Medien und im öffentlichen Diskurs wenig beachteten Phänomens. Nach wissenschaftlichen Schätzungen erleben etwa 50 bis 60% der Menschen einen NTK*, wobei hauptsächlich, aber nicht ausschließlich,

* Rees, W. D., »The hallucinations of widowhood«, in *British Medical Journal* 4, 1971, S. 37-41.
Rees, D., »The bereaved and their hallucinations«, in I. Schoenberg, A. Gerber, A. H. Wiener, D. Kutscher & A. C. Carr (Hg.), *Bereavement: Its psychosocial aspects.* New York 1975, S. 66-71.
Keen, C., Murray, Payne, C. & S., »Sensing the presence of the deceased: A narrative review«, *Mental Health, Religion & Culture*, 16(4), 2013, S. 384-402, DOI: 10.1080/13674676.2012.678987
Burton, J., »Contact with the dead: A common experience?« Fate, 1982, 35(4), 65-73.
Castelnovo, A., Cavallotti. S., Gambini, O., D'Agostino, A., »Post-bereavement hallucinatory experiences: A critical overview of population and clinical studies.« Journal of Affective Disorders, 2015, 186:266-74. doi: 10.1016/j.jad.2015.07.032. Epub 2015 Jul 31.

Trauernde davon betroffen sind. In Anbetracht der Häufigkeit und Beschaffenheit dieser Kontakte sollte man endlich aufhören, sie als *ungewöhnlich, außergewöhnlich*, oder *paranormal* zu bezeichnen und sie lieber als das anerkennen, was sie sind – gängige, normale und gesunde menschliche Erfahrungen.

In *Spontane Kontakte mit Verstorbenen* kommen wiederholt Teilnehmerinnen und Teilnehmer unserer Umfrage direkt zu Wort, die uns großzügig an ihren Erfahrungen teilhaben ließen. Ihre Erlebnisse weisen viele Ähnlichkeiten auf. Die hier präsentierten Berichte sind durchaus facettenreich, jeder hat seinen eigenen Klang und seine Färbung, da er in den persönlichen Kontext und oft auch in den Trauerprozess der Teilnehmerin oder des Teilnehmers eingebettet ist, und dennoch zieht sich bei aller Unterschiedlichkeit ein roter Faden hindurch.

Im Rahmen unserer Untersuchung haben wir uns ausschließlich für die *Erfahrung* der Personen (»Empfänger«) interessiert, die einen NTK erlebt haben. Die Frage nach der Authentizität – nach dem ontologischen Status – ihrer Kontakte war nicht Gegenstand der Untersuchung, auch wenn eine Reihe von Fragen das *Realitätsempfinden* der Empfänger bei einem NTK berührten.

NTK treten in einer Vielzahl von Formen und Situationen auf. Der erste Teil des Buches befasst sich mit der Phänomenologie der NTK, das heißt mit unterschiedlichen Arten von NTK und den Zusammenhängen, in denen sie vorkommen. Eine Reihe von Fragen betraf Kontakte, die sich durch vier der fünf Sinnesorgane bemerkbar machen, das heißt, visuell, auditiv, olfaktorisch und taktil sowie NTK mit einem Gegenwartsempfinden. NTK im Schlaf sind diejenige Form von NTK, die die Befragten am häufigsten nannten. Mehr als die Hälfte von ihnen wurde allerdings durch den Kontakt geweckt, und die Fortsetzung des Kontakts war dann anderen NTK-Kategorien zuzuordnen. Ein Fragenblock befasste sich mit NTK zum Zeitpunkt des Todes. Sie sind besonders interessant, um nicht zu sagen beweiskräftig, da die Empfänger versichern, dass sie von einem verstorbenen Familienmitglied oder Freund selbst über dessen Tod informiert wurden. Zusätzlich wurden weitere Arten von NTK erfragt und durch zahlreiche Berichte illustriert. Eine Reihe von Fragen diente dazu, ein »Porträt« der verstorbenen Bezugsperson zu zeichnen.

Der zweite Teil des Buches ist der Bedeutung der NTK für das Glaubenssystem der Empfänger und ihren positiven Auswirkungen auf den Trauerprozess gewidmet.

Kontakte mit Verstorbenen haben Konsequenzen für die religiösen Überzeugungen der Empfänger. Wir haben dazu etliche Fragen gestellt, und die Antworten, die wir erhielten, waren erhellend. An dieser Stelle möchte ich darauf hinweisen, dass NTK keine religiösen Erfahrungen sind. Unsere Studie hat ergeben, dass es für die Art des Kontakts oder für die Wahrscheinlichkeit, ihn zu erleben, keine Rolle spielt, ob jemand ein gläubiger Mensch, ein Agnostiker oder Atheist ist. Die bereits vorhandene Überzeugung, dass das Bewusstsein nach dem physischen Tod weiterexistiert, ist keine Voraussetzung für einen NTK. So verwundert es auch nicht, dass das Erlebnis eines NTK religiöse Überzeugungen nur sehr geringfügig verstärkt. Eine spirituelle Ausrichtung dagegen wird durch einen NTK sehr stark gefördert. Unsere Studienteilnehmer äußerten sich außerdem zu der Frage, ob sich durch ihren NTK etwas an ihrer Einstellung gegenüber dem Tod, der Angst vor dem eigenen Tod oder der Annahme, dass Verstorbene Lebende kontaktieren können, verändert hat und ob ihr Glaube an ein Leben nach dem physischen Tod gefestigt wurde.

NTK haben einen profunden Einfluss auf den Trauerprozess. Aus Sicht der Empfänger ist es dem geliebten Menschen – auf sehr außergewöhnliche Weise und für sehr kurze Zeit – gelungen, die Grenzlinie zu überwinden, die die beiden Welten trennt, um ihnen seine Unterstützung und Liebe zukommen zu lassen. Abgesehen von der Wahrnehmung des Verstorbenen, die für sich allein bereits eine bemerkenswerte Erfahrung darstellt, sind es die während des NTK ›aufgefangenen‹ und selbst empfundenen Gefühle, die ihm seine weitreichende Bedeutung geben. Die subjektiven Kontakterfahrungen mit einer verstorbenen Person eröffnen die Perspektive auf eine dynamische Beziehung zwischen Lebenden und Verstorbenen, die weiterbesteht und sich in außergewöhnlichen Momenten manifestiert. Die Antworten auf die vielen Fragen, die den Teilnehmerinnen und Teilnehmern gestellt wurden, ließen uns begreifen, in welchem Maß und auf welche Weise NTK den Trauerprozess beeinflussen. Durch die detaillierte und facettenreiche Schilderung der Botschaften, die viele der Befragten während ihres NTK erhielten und an uns weitergaben, konnten wir zudem die ganze emotionale Tragweite eines NTK erfassen.

Ich möchte Sie nun einladen, die Ergebnisse unserer Studie und die zahlreichen Erfahrungsberichte, die sie so anschaulich ergänzen, auf den folgenden Seiten kennenzulernen.

Das Phänomen der Nachtod-Kontakte

Haben Sie schon einmal die Anwesenheit eines verstorbenen geliebten Menschen gefühlt? Haben Sie ihn* gehört? Gesehen, wie er Ihr Wohnzimmer betritt und sich Ihnen nähert? Gespürt, wie er Ihre Hand ergreift, mit einer vertrauten Geste, tausend Mal erlebt, als er noch am Leben war? Haben Sie einen charakteristischen Geruch wahrgenommen, der Ihnen seine Gegenwart signalisiert hat? Im Schlaf mit ihm kommuniziert, aber nicht wie in einem gewöhnlichen Traum, sondern in einer klaren, in sich schlüssigen Begegnung, die Ihnen völlig real vorkam?

Wenn das der Fall ist, haben Sie wahrscheinlich einen spontanen, direkten Kontakt mit einem Verstorbenen erlebt – einen NTK.

Von der spontanen, direkten und subjektiven Erfahrung eines Kontakts mit einem Verstorbenen (NTK) sprechen wir, wenn ein Mensch, im Allgemeinen ein Mensch in Trauer, unerwartet mit dem Sehsinn, dem Gehör, dem Geruchssinn oder dem Tastsinn einen Verstorbenen wahrnimmt. Sehr häufig nehmen Personen, die einen NTK erleben (die ›Empfänger‹) einfach nur die Gegenwart des verstorbenen Menschen wahr oder erleben einen Kontakt oder eine Kommunikation im Schlaf, beim Einschlafen oder Aufwachen. Der oder die Verstorbene wird auf eine Weise wahrgenommen, die die Empfänger als Hinweis auf ein Weiterleben des Betreffenden deuten.

---

* Um die Lektüre zu erleichtern, habe ich die maskuline Form gewählt, mit der beide Geschlechter gemeint sind.

NTK sind:

- **spontan,** allem Anschein nach von den Verstorbenen initiiert, ohne Absicht oder Aufforderung seitens des Empfängers/der Empfängerin;
- **direkt,** ohne Beteiligung eines Mediums (*channels*), die Verwendung von Hilfsmitteln (Ouija-Brett*, von instrumenteller Transkommunikation**) oder anderen Verfahren.

Kontakte, die auf Initiative von Trauernden mithilfe eines Mediums hergestellt werden und in der breiten Öffentlichkeit viel bekannter sind als NTK, sind nicht Gegenstand unserer Studie und werden nur am Rande behandelt.

NTK als bedeutsames (verborgenes) gesellschaftliches Phänomen

NTK treten häufig auf. Die Literatur verweist darauf, dass 50 bis 60% aller Menschen, insbesondere Trauernde, einen oder mehrere spontane NTK erlebt haben. Seit Jahrhunderten existieren Beschreibungen auf allen Kontinenten, die darauf hindeuten, dass es sich um ein universelles und zeitloses Phänomen handelt. Sicherlich sind NTK keine Randerscheinung, sondern ein Phänomen, das die Gesellschaft als Ganzes betrifft. Zahlreiche Menschen machen tagtäglich solche Erfahrungen und wissen sie nicht zu benennen oder in ihr Realitätsverständnis einzuordnen. Trotz ihrer großen Verbreitung wurde bisher paradoxerweise selten über NTK wissenschaftlich geforscht, und auch in den Medien und im öffentlichen Diskurs tauchen diese Erfahrungen kaum auf. Infolgedessen haben die Emp-

---

* Ein Ouija-Brett ist ein Holzbrett, das bei spiritistischen Séancen von Menschen, die dieser Praxis anhängen, speziell für die Kommunikation und Verständigung mit Geistwesen verwendet wird.

** Die Instrumentelle Transkommunikation (ITK) wird eingesetzt, um durch Interferenzen an technischen Hilfsmitteln wie Radio- oder Fernsehgeräten einen Kontakt mit Verstorbenen herzustellen, wobei Bilder oder verschwommene Töne entstehen können; danach wird mehr oder weniger lange gewartet, ob Phänomene auftreten, die dann beobachtet werden.

fänger im Allgemeinen keinerlei Bezugsrahmen, um ihre Erfahrung zu verstehen und zu integrieren, geschweige denn vollständig zu nutzen, da sie der Vorstellung von Wirklichkeit, wie sie in unseren westlichen Gesellschaften vorherrscht, nicht zu entsprechen scheint.

Die Studie

Die Zeit war reif, diese so alltäglichen und dennoch so wenig erforschten Erfahrungen genauer zu untersuchen. Wir haben uns deshalb entschieden, ein internationales Forschungsprojekt ins Leben zu rufen, damit wir die Beschaffenheit und die Folgen von NTK besser verstehen lernen. Von Februar 2018 bis Januar 2020 führten wir dann ein umfangreiches Forschungsprojekt mit dem Titel *Untersuchung der Phänomenologie und der Auswirkungen von direkten und spontanen Nachtod-Kontakten (NTK)* durch.

Das Projektteam

Die Zusammensetzung des Teams spiegelt den internationalen Charakter des Projekts wider.

Die Projektgruppe:

- Evelyn Elsaesser, Projektleiterin, Genf, Schweiz
- Prof. Chris A. Roe, Forschungsleiter, University of Northampton, GB
- Dr. Callum E. Cooper, wissenschaftlicher Mitarbeiter. University of Northampton, GB
- David Lorimer, Scientific & Medical Network, GB

Wissenschaftliches Komitee:

- Prof. Kim Penberthy, University of Virginia, USA
- Prof. Emeritus Peter Fenwick, Kings College, London, GB
- Prof. Emeritus Kenneth Ring, University of Connecticut, USA

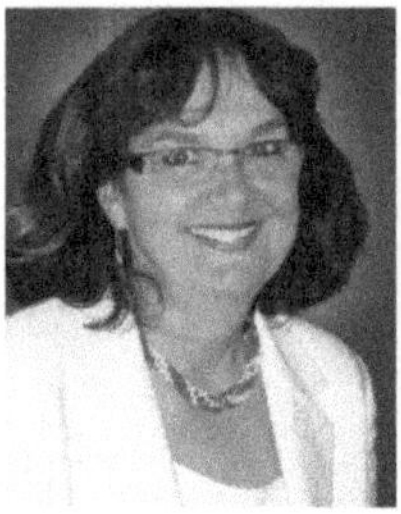
Evelyn Elsaesser

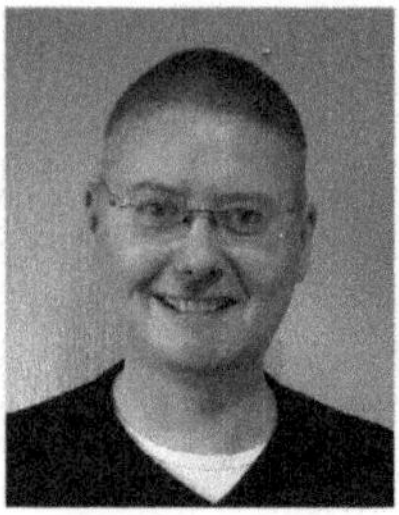
Chris A. Roe

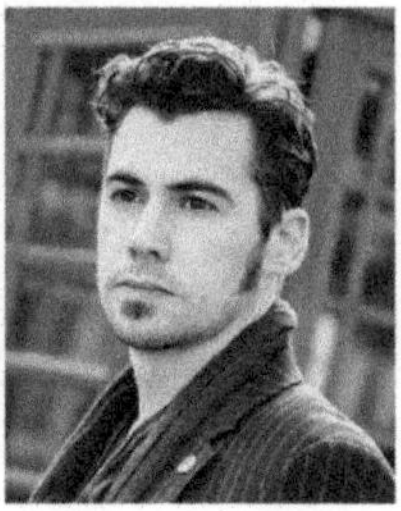
Callum E. Cooper

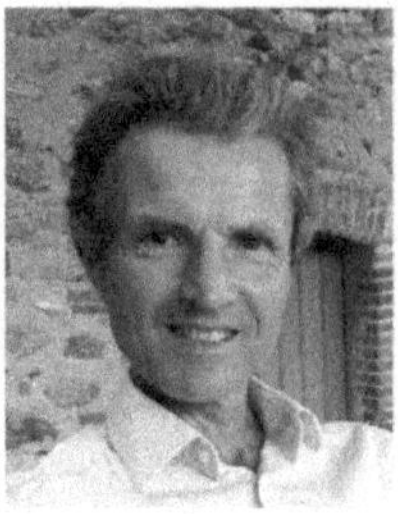
David Lorimer

Die Konzeption

Die internationale Studie, die auf Französisch, Englisch und Spanisch durchgeführt wurde, hatte drei Ziele.

Erstes Ziel

Beschreibung der Umstände sowie der subjektiven Erfahrung (Phänomenologie) von NTK

- Wer erlebt einen NTK?
- Unter welchen Umständen?
- In welcher Form (Art des NTK)?
- Wie laufen die Erfahrungen ab?
- Welche Botschaften werden bei NTK übermittelt?
- Wer sind die Verstorbenen, die den Kontakt herbeigeführt haben?
- Welche Beziehung bestand zwischen ihnen und den Empfängern?
- Gibt es phänomenologische Unterschiede zwischen den verschiedenen Ländern?

Zweites Ziel
Analyse der Folgen eines NTK für die Empfänger

- Was empfinden die Empfänger bei einem NTK?
- Welche Bedeutung messen sie ihm bei?
- Welches sind die unmittelbaren, welches die längerfristigen Auswirkungen?
- Wie beeinflussen NTK den Trauerprozess?
- Beeinflusst der nationale und soziale Kontext die individuelle Erfahrung?

Drittes Ziel
Veröffentlichung der Forschungsergebnisse
Mit dieser Studie möchten wir einen Beitrag zur Sensibilisierung der Öffentlichkeit für das Phänomen der Nachtod-Kontakte leisten. Durch die Präsentation der gesammelten Daten zu der Frage, unter welchen Umständen und auf welche Art sich NTK ereignen, und die Analyse ihrer Auswirkungen auf das Leben der betroffenen Individuen machen wir unsere Ergebnisse allen Personen zugänglich, die mit dem Verlust eines geliebten Menschen konfrontiert sind, aber auch allen jenen, die sich für das Thema interessieren.

In Übereinstimmung mit den von der *British Psychological Society* festgelegten berufsständischen Richtlinien wurde die Methodik der Studie einer strengen Überprüfung unterzogen, um die Vertraulichkeit und den Schutz der Daten zu gewährleisten, die uns von unseren Teilnehmerinnen und Teilnehmern so großzügig zur Verfügung gestellt wurden. Das Projekt erhielt im Juli 2018 die Genehmigung der Ethik-Kommission der *Faculty of Health and Social Sciences* der britischen University of Northampton.*

Weiterhin wurden das Forschungskonzept und die Analysestrategie gemäß den aktuell gültigen Transparenzstandards beim *Koestler Unit Study Registry* der Universität Edinburgh vorregistriert.**

---

* ref: FHSRECSS00084

** https://koestlerunit.wordpress.com/study-registry/registered-studies/ – ref. KPU Registry 1046

Der Fragebogen

Um die Projektziele zu erreichen, benötigten wir einen sehr detaillierten Fragebogen. Wir formulierten deshalb **194** Fragen (einschießlich der Folgefragen nach Ja-Antworten), um alle Aspekte eines NTK abzudecken, von denen der überwiegende Teil im vorliegenden Buch präsentiert wird.

Die Teilnehmerinnen und Teilnehmer hatten die Möglichkeit, den Online-Fragebogen anonym auszufüllen. Aus diesem Grund sind die Verfasser der hier abgedruckten Erfahrungsberichte nicht namentlich genannt. Darüber hinaus wurden sämtliche Eigennamen und Ortsnamen anonymisiert (geändert). Nach der Erfassung der Daten durch unser Team wurden die Ergebnisse der Untersuchung vollständig anonym dargestellt, so dass jede individuelle Zuordnung ausgeschlossen war.

Wir baten zunächst alle Teilnehmerinnen und Teilnehmer, ihren NTK in einem Texteingabefeld mit eigenen Worten zu schildern. Hatten Teilnehmer mehrere NTK erlebt, baten wir sie, nur einen einzigen NTK zu schildern, und zwar den für sie bedeutsamsten. Anschließend folgten Multiple-Choice-Fragen. An viele Fragen schlossen sich ergänzende Folgefragen an, die in einem freien Textfeld beantwortet werden konnten.

Das Ausfüllen des Online-Fragebogens dauerte zwei bis drei Stunden. Trotz dieser beträchtlichen Zeitinvestition brachen nur wenige Teilnehmer die Befragung ab. Wir folgerten daraus, dass sie froh waren, ihren NTK und seine Auswirkungen in einem geschützten Rahmen und ohne Angst vor dem Urteil anderer beschreiben zu können. Bekanntlich ist es nicht immer einfach, derartige Erlebnisse anderen zu offenbaren, da sie dem in westlichen Gesellschaften vorherrschenden materialistischen Verständnis von Wirklichkeit zu widersprechen scheinen. Die Empfänger von NTK stoßen häufig auf Unglauben oder Skepsis, wenn sie ihrer Umgebung von ihrem Erlebnis erzählen. Das ist schmerzhaft und frustrierend, denn ihnen selbst bedeutet es viel, und sie möchten ihre Freude über den unerwarteten Kontakt gern mit anderen teilen.

Wie haben die Teilnehmerinnen und Teilnehmer gefragt, ob sie Familienangehörigen oder Freunden von ihrem NTK erzählt haben und wie ihre Geschichte aufgenommen wurde*:

> »Ich habe [den NTK] meinen beiden Söhnen und anderen Familienmitgliedern erzählt, aber ich hatte nicht den Eindruck, dass sie mir wirklich zuhörten. Das hat in mir ein Gefühl von Enttäuschung und großer Einsamkeit ausgelöst.«

> »Gemischte Reaktion. In der Familie kein Problem, bei meinen Freunden Skepsis und mitleidige Blicke (»die Arme …«). Ich habe daraus gelernt, dass ich meiner Umgebung nichts mehr davon sage.«

> »Ich habe meiner Mutter von meinem NTK erzählt, weil sie wusste, dass sie sterben würde, und ich sie beruhigen wollte. Ich glaube nicht, dass sie mir geglaubt oder zugehört hat, schade …«

> »Meinen Kindern, meinen Freundinnen, Menschen, die eine gewisse geistige Offenheit an den Tag legen. Es ist zu schön, um es nicht mit anderen zu teilen.«

> »Wenn das Thema bei einer Unterhaltung zur Sprache kommt, sind die Reaktionen immer skeptisch, wenn nicht gar mitleidig, weil so etwas als Bestandteil der Trauer oder als Trost aus dem Unterbewusstsein verstanden wird.«

Der Fragebogen wurde auf Französisch, Englisch und Spanisch auf eine gesicherte Online-Plattform für Meinungsumfragen eingestellt. Mitglieder unseres Teams wiesen bei öffentlichen Vorträgen und auf

* Die Mehrzahl der Zitate in diesem Buch sind den französischsprachigen Fragebögen entnommen und wurden durch englische und spanische Berichte ergänzt.

den sozialen Netzwerken auf unsere Umfrage hin, und auf meiner Website informierte ich über das Forschungsprojekt und verlinkte den Fragebogen. Alles in allem haben wir nur wenig Werbung für die Untersuchung gemacht. Der Fragebogen war in den genannten drei Sprachen jeweils sechs Monate lang online verfügbar.

Die Teilnahmequote

Der Rücklauf der ausgefüllten Fragebögen übertraf unsere Erwartungen bei Weitem.

Französisch: 440 | Englisch: 416 | Spanisch: 148

Insgesamt 1.004 ausgefüllte Fragebögen

- Über zwei Millionen Worte allein für die vollständigen Beschreibungen der NTK
- Die weltweit bedeutendste mehrsprachige Sammlung von spontanen NTK

Die Ergebnisse der Studie

Die hier präsentierten Daten beziehen sich auf die Gesamtheit der erhobenen Daten, also die Kombination der Antworten aus den 1004 französischen, englischen und spanischen Fragebögen. Die Absicht dieses Buches ist es, den größten Teil der *quantitativen* Ergebnisse der Studie darzustellen. Alle in Prozentzahlen ausgedrückten Ergebnisse sind aus den geschlossenen Multiple-Choice-Fragen abgeleitet: »Ja«, »unsicher« oder »nein«. Wir, das Kernteam, fassten die wichtigsten Ergebnisse unserer Studie in unserer Abhandlung mit dem Titel *The Phenomenology and Impact of Hallucinations concerning the Deceased* zusammen, das von der britische Fachzeitschrift *BJPsych Open(Royal College of Psychiatrist)* veröffentlicht wird.*

Im Unterschied zur quantitativen Analyse ist die *qualitative* oder thematische Analyse eine vertiefte und umfassendere Untersuchung auf der Basis der unstrukturierten Fragen auf unserem Fragebogen, bei denen die Teilnehmerinnen und Teilnehmer ihr Erlebnis mit eigenen Worten in dem dafür vorgesehenen Textfeld beschreiben.

Um die erhobenen Daten bestmöglich verwerten zu können, haben wir uns entschlossen, unsere Datenbasis sowohl einer quantitativen als auch einer qualitativen Analyse zu unterziehen. Dieser doppelte Analyseansatz war eine strategische Entscheidung unseres Teams. Meine Kollegen aus dem Kernteam und andere, unserem Projekt angeschlossene Forschungsteams an französischen, britischen und amerikanischen Universitäten führen oder führten auf der Grundlage unserer

* Elsaesser, E., Roe, C. A., Cooper, C. E., & Lorimer, D. (in press). *The phenomenology and impact of hallucinations concerning the deceased.* BJPsychOpen.

Daten qualitative Analysen zu spezifischen Themen durch, die teilweise schon bei internationalen Kongressen vorgestellt wurden. Einige Beiträge wurden bereits in wissenschaftlichen Fachzeitschriften publiziert, andere sind noch in Bearbeitung. Alle Veröffentlichungen, die aus unserem Forschungsprojekt entstanden sind, können auf meiner Website *www.evelyn-elsaesser.com* eingesehen werden.

Die vielen Zeugenberichte, die die quantitativen Daten veranschaulichen sollen, stammen aus den freien Textfeldern. Die Mehrzahl der Berichte stammen aus den 440 französischen Fragebögen; gelegentlich werden sie durch Fallbeispiele aus den 416 englischen und 148 spanischen Fragebögen ergänzt.

Eines der Ziele unseres Forschungsprojekts bestand darin, einen möglichen Einfluss des nationalen (sprachlichen) Kontexts auf die individuellen Erfahrungen zu untersuchen. Aus diesem Grund wurden manche Daten doppelt ausgewertet und veröffentlicht, einmal bezogen auf alle 1004 Fragebögen, einmal nach linguistischen Gruppen getrennt. Diese Angaben sind nur ein erster Schritt zur vertieften Analyse der nationalen/sprachlichen und kulturellen Unterschiede, die möglicherweise die Erfahrungen unserer Teilnehmerinnen und Teilnehmer beeinflusst haben.

Demografische Daten

Ich bilde hier einen Teil der demografischen Daten unserer Teilnehmerinnen und Teilnehmer ab. Zunächst fällt eine deutliche Diskrepanz bei der Beteiligung an der Umfrage auf: Unser Online-Fragebogen wurde von 853 Frauen, dagegen nur von 144 Männern ausgefüllt (sieben Personen haben *»andere«, z.B. Transgender,* angekreuzt). Der Literatur kann man allerdings entnehmen, dass Frauen und Männer ungefähr gleich viele Nachtod-Kontakte erleben, Frauen jedoch häufiger davon berichten.* Der deutliche Unterschied in

* Castro, M., Burrows,R. & Wooffitt, R., »The paranormal is (still) normal: The sociological implications of a survey of paranormal experiences in Great Britain.« *Sociological Research Online*, 19(3), 2014, S. 1-15. https://doi.org/10-5153/sro.3355

puncto Beteiligung bedeutet also vielleicht nur, dass es Frauen leichter fällt, über persönliche und emotionelle Erfahrungen zu sprechen als Männern.

- **An der Umfrage beteiligten sich zu 85% Frauen, dagegen nur zu 14% Männer.**

Das Alter unserer Befragten lag zwischen 18 und 89 Jahren, der Durchschnitt lag bei 51 Jahren. Ein spontaner, direkter NTK mit einem Verstorbenen ist in jedem Lebensalter möglich. Kinder können ihn ebenso erleben wie Erwachsene. Leider werden Kinder von ihren Eltern oft nicht ernst genommen und mit ihren Fragen nach dem Sinn ihrer Erfahrung alleingelassen. Das ist einer der vielen Gründe, warum es so wichtig ist, dass sich der aktuelle Wissensstand über NTK möglichst weit verbreitet. Unsere Sammlung enthält auch Berichte von Menschen, die als Kinder oder Jugendliche einen NTK erlebten und ihn nun als Erwachsene schildern.

Das Bildungsniveau unserer Teilnehmerinnen und Teilnehmer ist relativ hoch:

- Universitätsabschluss: 48%
- Gymnasium: 12%
- Realschule oder gleichwertig: 18%
- Berufsabschluss: 22%

Die nächste Frage betraf den beruflichen Status unserer Befragten:

- Berufstätig: 58%
- Im (Vor-)Ruhestand: 21%
- Arbeitssuchend: 4%
- Hausfrau/Hausmann: 4%
- Schüler/in oder Student/in: 2%
- Vorübergehend beurlaubt: 1%

- In einer Weiterbildungsmaßnahme: 1%
- In der Armee/ im Zivildienst: 0%
- Andere: 9%

Wir fragten außerdem nach dem Familienstand:

- Verheiratet: 37%
- In einer Partnerschaft: 14%
- In einer eingetragenen Lebenspartnerschaft: 0%
- Ledig: 17%
- Getrennt lebend: 5%
- Geschieden: 15%
- Verwitwet: 13%*

Diese hier reproduzierten demografischen Daten zeigen, dass fast die Hälfte der Befragten (48%) eine universitäre Ausbildung haben, über die Hälfte (58%) berufstätig war und eine Minderheit (21%) sich im (Vor)Ruhestand befand. Der Familienstand der TeilnehmerInnen weist keine Besonderheiten auf. Der Anteil der verwitweten Teilnehmerinnen und Teilnehmer ist nicht übermäßig hoch (13%). Diese demografischen Daten haben also ergeben, dass sich die Befragten in mehrfacher Hinsicht nicht vom Durchschnitt der Bevölkerung unterscheiden. Allerdings kann man feststellen, dass Menschen mit einem hohen Ausbildungsniveau in unserer Studie überrepräsentiert sind.

* Die Prozentzahlen wurden auf- bzw. abgerundet, um die Lektüre zu erleichtern, und können deshalb 99% oder 101% ergeben anstatt 100%.

Mehrfache NTK

Eine große Mehrheit unserer Teilnehmerinnen und Teilnehmer haben mehrere NTK mit einem oder mehreren Verstorbenen erlebt. Dieses Ergebnis hat uns überrascht, denn die Literatur nennt keine so hohe Zahl für mehrfache NTK.

- **80% der Befragten erlebten mehrere NTK, 10% waren sich unsicher und lediglich 11% erlebten nur einen einzigen NTK.**

Über die Zahl der von ihnen wahrgenommenen Kontakte befragt, nannte die Mehrheit der Befragten eine Zahl zwischen zwei und zehn, in einigen Fällen war es jedoch deutlich mehr.

Etwas über ein Drittel nahm jedes Mal dieselbe verstorbene Person wahr. Über die Hälfte hatte Kontakte mit verschiedenen Verstorbenen.

- **34% nahmen immer dieselbe verstorbene Person wahr, 7% waren sich unsicher und 59% nahmen verschiedene Verstorbene wahr.**

Die Form der Nachtod-Kontakte

Man unterscheidet verschiedene Arten von Nachtod-Kontakten mit Verstorbenen, die durch vier der fünf Sinnesorgane wahrgenommen werden können, durch das Gehör, den Sehsinn, den Tastsinn und den Geruchssinn. Dazu kommen NTK, bei denen eine Gegenwart wahrgenommen wird, und Kontakte, die während des Schlafs, beim Einschlafen oder Erwachen auftreten. Sehr häufig sind mehrere Sinnesorgane gleichzeitig beteiligt. So berichten Empfänger beispielsweise, dass sie hörten, wie eine verstorbene Person ihnen beteuerte, es gehe ihr gut und sie sollten sich keine Sorgen um sie machen, während sie gleichzeitig das Parfüm rochen, dass sie gewöhnlich trug.

Eine Gegenwart spüren

- **34%* fühlten die Gegenwart eines/einer Verstorbenen.**

In diesen Fällen spürt ein Empfänger die vertraute Anwesenheit einer verstorbenen Person, aber er kann sie weder sehen noch hören und sie auch nicht körperlich oder durch einen charakteristischen Geruch wahrnehmen. Einen solchen Kontakt haben **342** unserer Befragten erlebt.

---

* Diese Zahl bezieht sich auf die Gesamtheit der erhobenen Daten, d.h. auf die 1004 in den genannten drei Sprachen ausgefüllten Fragebögen.

In der nachstehenden Tabelle beziehen sich die Spalten *Männer und Frauen* auf Antworten aus den 1004 französischen, englischen und spanischen Fragebögen. Die Spalten *Angaben auf Französisch, Angaben auf Englisch, Angaben auf Spanisch* verzeichnen, nach Sprachgruppen getrennt, den Prozentsatz der Personen, die die Gegenwart eines Verstorbenen gespürt haben.*

NTK mit Gegenwarts-empfinden	Männer	Frauen	Angaben auf Französisch	Angaben auf Englisch	Angaben auf Spanisch
Ja	34%	35%	40%	25%	44%
Nein	66%	65%	60%	75%	56%

Im Allgemeinen strahlt von dieser »Gegenwart« die Persönlichkeit und Identität des Verstorbenen aus, und er oder sie wird mühelos erkannt.

Hier ein Bericht dazu:

> »Im Februar 2016 erfuhr ich, dass ein Ex-Freund von mir mit Anfang fünfzig überraschend einem Herzinfarkt erlegen war. Wir hatten uns zwei, drei Jahre davor aus den Augen verloren. Die Nachricht von seinem Tod erreichte mich am Tag danach. Als ich ein paar Tage später nach Hause kam, erhielt ich in dem Augenblick, als ich vor der Tür stand und den Schlüssel im Schloss drehte, die Information, dass John** bei mir sei. Und mir war sofort unbehaglich zumute. Ich ging ins Wohnzimmer und spürte Johns Gegenwart, er saß auf einem Stuhl am Esstisch. Er wartete auf mich und wollte mich nach seinem abrupten Ableben wiedersehen. Ich konnte keinen

* Der weiter oben genannte Gesamtdurchschnitt entspricht nicht exakt dem Durchschnitt der Sprachgruppen, da diese Gruppen unterschiedlich groß sind.

** Wie oben erwähnt, wurden alle Eigennamen und Ortsnamen in den Berichten geändert, um den Schutz der Teilnehmerinnen und Teilnehmer zu gewährleisten.

Körper sehen, aber ich wusste, wo er war, und konnte seine Gegenwart sehr deutlich spüren. Weil ich mich dabei so unwohl fühlte, bat ich ihn zu gehen. Ich merkte, dass es ihm sehr wichtig war, mich zu sehen, und er unbedingt bleiben wollte, aber ich sagte ihm, dass ich mich nicht bereit dazu fühlte, vielleicht später einmal. Er ging, ich nahm seine Gegenwart nicht mehr wahr, die Atmosphäre entspannte sich. Als ich ein, zwei Wochen später bereit war, bat ich ihn, im Traum zu kommen, und das tat er dann auch. Aber das ist wieder ein anderer NTK.«

Wie dieser Bericht demonstriert, scheint die Präsenz von Verstorbenen eine gewisse fast physische, wenn auch unsichtbare Dichte aufzuweisen, und die Empfänger wissen häufig sehr genau, wo im Raum sich ihr Besucher aufhält.

- **68% konnten den Verstorbenen im Raum lokalisieren, 14% waren sich unsicher und 18% konnten ihn nicht lokalisieren.**

»Ich wusste, wo in dem Zimmer, in dem ich mich aufhielt, er war. Ich sah ihn nicht, aber ich wusste genau, wo er war. Wenn ich dagegen einfach nur an ihn denke, ›spüre‹ ich ihn nicht.«

»Ich wusste, dass er da war. Ich konnte ihn vor mir im Raum fühlen.«

»Ich saß eines Tages im Auto. Ich war sehr verzweifelt und mutlos. Da spürte ich die Gegenwart meines Partners (der Vater meines Kindes). Ich hatte das Gefühl, dass er mich von hinten umarmte. Fast konnte ich seine Wärme spüren. Ich hörte auch, dass er etwas zu mir sagte, und wir unterhielten uns mehrere Minuten. Das hat mir sehr gut getan und mich beruhigt. Mir war, als könnte ich in diesem Moment seine Liebe fühlen. Das hat mir die Kraft zum Weitermachen gegeben.«

»Ich lag ausgestreckt im Bett, als ich die Anwesenheit meines Sohnes spürte. Ich merkte, dass die Matratze nachgab, so als säße jemand neben mir. Da war das Gewicht eines unsichtbaren Körpers an meiner Seite. Mir war klar, dass er es war!«

»Die Person (mein 1994 verstorbener Vater) kam in meinen Gedanken zu mir, und ich unterbrach, was ich gerade machte, nämlich Geschirr spülen, und drehte mich um, als wäre jemand in die Küche gekommen. Ich stand einfach nur da, ohne mich zu bewegen, ich spürte Wärme und Liebe, und vor Freude rollten mir die Tränen über das Gesicht. Ich fühlte mich sanft gewiegt, als hätte er mich in die Arme genommen. Mir kamen Worte in den Kopf, tröstliche Worte. Es kam mir alles sehr lange vor. Danach empfand ich eine unglaubliche Ruhe und Harmonie. Während dieser schöne Zustand anhielt, nahm ich meine Arbeit wieder auf, und da fiel mir plötzlich ein, dass ich Geburtstag hatte!«

»An dem Tag, an dem mein Vater starb, saß ich abends auf meinem Stuhl. Es ging mir sehr schlecht, und auf einmal spürte ich eine Gegenwart, die mich allmählich beruhigte. Als ich später schlafen ging, spürte ich dieselbe Präsenz rechts neben meinem Bett, und sie betrachtete mich.«

»Am Tag, als meine Großmutter starb, stand ich vor dem Kamin und dachte an sie, und ich konnte nicht weinen. Ich spürte eine Wesenheit, zuerst rechts vor mir. Dann bewegte sie sich hinter meinen Rücken und legte mir die Hand auf die rechte Schulter. Ich spürte sehr viel Liebe.«

Der folgende Bericht zeigt, dass Kontakte nicht dann stattfinden, wenn man darauf wartet, sondern unerwartet und unvorhersehbar:

»Mein Verlobter starb plötzlich/unerwartet. Ich war dreißig, er dreiundvierzig. Ich war natürlich am Boden zerstört und wohnte vorübergehend bei Freunden, die ihn gut kannten. Wir sprachen viel über ihn. Ich redete die ganze Zeit mit ihm und dachte an ihn, aber ich erlebte keinen Nachtod-Kontakt. In seiner Wohnung waren noch Bücher und Platten von mir, die ich holen ging. Ich sehnte mich nicht nur nach einem Kontakt, ich ›erwartete‹ ihn geradezu. Aber es geschah nichts. Ich lief in seiner Wohnung herum, sah mir seine Sachen an und berührte sie, aber seine Gegenwart spürte ich nirgends, nur eine abgrundtiefe Traurigkeit. Ich ging wieder. Ein paar Tage später hatte ich gerade mit der Familie zu Abend gegessen, bei der ich wohnte. Wir hatten nicht über ihn gesprochen, sondern über ganz andere Dinge. Der Freund bat mich, eine Tüte nach draußen zur Mülltonne zu bringen. Es war windig, deshalb schloss ich die Tür hinter mir und nahm die Tüte in die Hand. Und in diesem Moment blieb ich wie angewurzelt stehen, ich war wie vom Donner gerührt ... denn er, Donald, wartete dort auf mich. Ich konnte weder etwas sehen noch hören noch riechen, aber ich wusste ohne jeden Zweifel, dass er da war. Ich sprach mit ihm. Ich fühlte mich unglaublich getröstet, geliebt und erleichtert. Und erstaunt – als ich ihn erwartet hatte, an dem Ort, an dem er irgendwie hätte sein sollen, war er nicht da gewesen, dort gab es ihn nicht. Jetzt war er hier, vor mir, ganz nahe bei mir. Das ist schwer zu erklären, aber wer jemals so eine Erfahrung gemacht hat, wird es sofort verstehen.«

Es handelt sich um eine unerwartete kurze Wahrnehmung (wenige Sekunden, höchstens ein paar Minuten) mit einem klar definierten Anfang und Ende.

- **64% der Befragten wussten genau, in welchem Moment der Verstorbene kam und ging, 13% waren sich unsicher und 23% wussten es nicht.**

Manche Empfänger nehmen die Energie des Verstorbenen wahr und sprechen von körperlichen Empfindungen. Gelegentlich begleitet ein Absenken der Umgebungstemperatur oder ein plötzlicher Luftzug die Begegnungen.

> »Die Energie des Verstorbenen erfüllte den Raum, und mich überlief ein Schauer.«

> »Die Gegenwart geht mit spürbaren Empfindungen im eigenen Körper einher.«

> »Eine intensive Gegenwart, eine Art Energie, die unabhängig von mir existiert, ganz anders als das, was ich empfinde, wenn ich an jemanden denke.«

> »Ich spürte eine Art Kraft, eine Energie, die sehr schnell um mich herum kreiste.«

Gewöhnlich strahlt ein Gefühl von Liebe und Wohlwollen von dieser Gegenwart aus:

> »Wir sind in Liebe eingehüllt. Man spürt nichts anderes mehr als Liebe.«

In den beiden folgenden Berichten trennen die Empfänger präzise zwischen ihrem inneren Empfinden, das auch ganz klar als solches identifiziert wird, und den Emotionen, die offenbar von dem Verstorbenen übermittelt werden:

> »Wenn ich an meinen geliebten Verstorbenen denke (was ich fast den ganzen Tag tue, so wie früher, als er noch in seinem Körper existierte ...), handelt es sich um mein inneres Empfinden, meine eigenen Gedanken. Dann überwiegt in meinem Inneren das schmerzliche Bewusstsein seiner Abwesenheit. Wenn er anwesend ist, fühle ich ihn vorwiegend

außerhalb von mir selbst, und ich spüre, wie sein Befinden ist – es besteht nur aus Liebe und Freude.«

»Es war viel stärker als ein bloßes Gefühl im Herzen, seine Liebe hat mich äußerlich eingehüllt: Nicht meine Liebe hat sich auf ihn zu bewegt, sondern seine Liebe kam auf mich zu.«

Wir fragten auch nach, ob sich das Gegenwartsempfinden bei einem NTK anders anfühlte als in den Momenten, in denen der Verstorbene den Hinterbliebenen in Gedanken nahe war oder sie das Gefühl hatten, er sei ›immer an ihrer Seite‹ oder ›in ihrem Herzen‹, oder ob es sich gleich anfühlte.

- **Für 61% der Befragten war das Gegenwartsempfinden bei einem NTK anders als eine gedankliche Nähe, 16% waren sich unsicher und für 23% gab es keinen Unterschied.**

Die folgenden Berichte erläutern, inwiefern sich das Gegenwartsempfinden von einem Gedanken unterscheidet:

»Wenn ich bewusst und im Wachzustand an den Verstorbenen denke, dann benutze ich meinen Verstand und habe meine Gedanken im Griff (was Emotionen, Trauer etc. nicht ausschließt). Die spontane Gegenwart in der Nacht war viel ›präsenter‹, in gewissem Sinne viel ... lebendiger und irgendwie greifbarer als geistige Denkarbeit.«

»Wenn ich normalerweise an ihn denke, kann ich mir nur ›vorstellen‹, dass er mit mir verbunden ist, ich kann nur ›denken‹, dass er mir Zeichen schickt, die ihn mir in Erinnerung rufen. Aber bei einem NTK weiß ich, dass er da ist. Man hat das Gefühl, dass man etwas weiß, nicht dass man es sich vorstellt oder daran denkt.«

»Die Gegenwart ist unabhängig vom Denken. Sie kann sich manifestieren, ohne dass man an die Person denkt.«

»Es ist ein Unterschied, denn wenn ich seine Gegenwart spüre, ist es so, als wäre ein anderer Mensch bei mir im Zimmer, während ich sonst, selbst wenn ich an ihn denke, nicht das Gefühl habe, dass er wirklich bei mir ist.«

Die folgende Empfängerin war noch nicht über den Tod der wahrgenommenen Person informiert worden. Insofern erhielt sie eine Information, die ihr vorher unbekannt war – das Ableben der Betreffenden –, was den Kontakt in die Kategorie der beweiskräftigen NTK rückt:

»Ich dachte in jenem Moment nicht an die Verstorbene, weil ich noch gar nicht wusste, dass sie tot war.«

Solche Kontakte sind noch aufschlussreicher als ein einfaches Gegenwartsempfinden, das an sich ja schon eine unerwartete und prägende Erfahrung darstellt. Wie die Empfänger berichten, haben sie darüber hinaus eine *Absicht* der Verstorbenen wahrgenommen, nämlich zum einen deren Wunsch, sie darüber in Kenntnis zu setzen, dass sie weiterexistieren und es ihnen gut geht, und zum anderen ihr Bedürfnis, sie die Liebe spüren zu lassen, die sie ihnen entgegenbringen, und den Trost, den sie ihnen spenden wollen. Auf welche Weise Kontakt aufgenommen wird – die Art des NTK – ist nicht so entscheidend, denn sie ›transportiert‹ nur das Eigentliche: Die *Information*, die übermittelt wird.

Der mutmaßliche Informationstransfer nimmt manchmal die Form einer Sensibilisierung an, die an eine Offenbarung heranreicht. So beschreibt es eine Mutter, die ihren knapp sechs Monate alten Sohn durch Herzstillstand verlor:

»Ich habe die Gegenwart meines Sohnes mehrfach gespürt, immer hinter meiner linken Schulter. Es war ein starkes

Gefühl, ich wusste, dass er es war, genau an dieser Stelle, und es hat nie lange angehalten. Ich hatte nicht das Bedürfnis, mich umzudrehen, um ihn zu sehen oder berühren zu können, ich wusste, dass da nichts gewesen wäre. Aber ich spürte ihn. Es war, als wären wir durch einen dünnen Vorhang voneinander getrennt: Man weiß, dass der andere dahinter ist, man fühlt ihn, ohne ihn zu sehen. So stelle ich mir übrigens das vor, was ich ›das Anderswo‹ nenne: einfach hinter einem Schleier, ganz nah, wirklich ganz nah.«*

Wir stellten den Teilnehmerinnen und Teilnehmern die Frage, ob die Verstorbenen allein durch ihre Gegenwart eine Botschaft übermittelten.

- **74% haben eine Mitteilung wahrgenommen, 15% waren sich unsicher und nur 11% haben keine Mitteilung wahrgenommen.**

Dazu einige Aussagen als Erläuterung:

»Ich habe gespürt, dass meine Mutter mich trösten und mir sagen wollte, dass sie noch lebte, wenn auch nicht auf dieser Wirklichkeitsebene. Ich spürte ihre Zärtlichkeit, die Zärtlichkeit, die in ihrer Anwesenheit lag.«

»Ich hatte das Gefühl, dass mein Großvater meinen Schmerz lindern wollte, indem er mir mitteilte, dass er seinen Frieden gefunden hatte und es für ihn so in Ordnung war.«

»Ich glaube, dass er selbst erstaunt war, immer noch ›am Leben‹ zu sein, auf der anderen Seite, und dass er es uns wissen lassen wollte, um seinen Sohn zu trösten.«

* Private Korrespondenz, 22. Juli 2020.

Eine Stimme hören

- **43% der Befragten hörten einen Verstorbenen.**

430 Teilnehmerinnen und Teilnehmer erlebten einen NTK mit Gehörwahrnehmungen.

Auditive NTK	Männer	Frauen	Angaben auf Französisch	Angaben auf Englisch	Angaben auf Spanisch
Ja	49%	43%	37%	48%	50%
Nein	51%	57%	63%	52%	50%

Hier die Beschreibung eines auditiven NTK:

»Ich war Mutter von zwei kleinen Kindern, vier und fünf Jahre alt, geschieden, mein Ex-Mann war Alkoholiker. Ich hatte vor der Geburt der Kinder eine Trommelfell-Transplantation und konnte mich seitdem im Dunkeln nicht mehr ohne Angst bewegen. Eines Abends, es ist jetzt dreißig Jahre her, brachte ich meine beiden Kinder ins Bett und musste auf dem Rückweg in die Küche einen langen, dunklen Flur durchqueren. Gewöhnlich schaltete ich immer das Licht an, aber an diesem Abend tastete ich mich im Dunkeln durch den Flur und spürte auf einmal eine unsichtbare Gegenwart vor mir, die mich fragte: ›Wenn ich mich geändert hätte, wären wir dann zusammengeblieben?‹ Ich antwortete: ›Ja.‹ Das waren keine Worte, wie man sie von Mensch zu Mensch sagt, sondern wie ein Gespräch ganz tief drinnen in mir. Ich wusste sofort, dass das mein Ex-Mann war. Am nächsten Vormittag klingelte an meiner Arbeitsstelle das Telefon, und noch bevor ich abhob, wusste ich, dass es die Polizei war, die mir sagen wollte, dass mein Ex-Mann tot war. Und genauso war es. Sie haben mich über den Tod meines Mannes informiert, er war am Sonntag am späten Nachmittag gestorben, das heißt, zwei oder drei Stunden bevor ich das erlebte, was Sie einen NTK nennen. Es ist passiert, bevor ich überhaupt wusste, dass mein Ex-Mann tot war.«

Auditive NTK treten in zweierlei Form auf: Entweder hören die Empfänger eine Stimme, die aus einer externen Quelle zu stammen scheint, so wie man einen lebenden Sprecher hören würde (das ist der Fall bei 49% der Befragten), oder sie hören die Mitteilung ohne einen äußerlich wahrnehmbaren Ton (56%). Im zweiten Fall sprechen sie etwa von einer Botschaft, die »ins Bewusstsein eingespeichert« wurde, wobei sie betonen, dass der Ursprung der Mitteilung sich außerhalb ihrer selbst befand und es sich nicht um einen Gedanken handelte. Damit kann man von einer telepathischen Mitteilung sprechen. Die Empfänger sind nicht immer in der Lage zu präzisieren, auf welche Weise sie den Verstorbenen gehört haben. Die Kommunikation kann in eine oder beide Richtungen gehen. Bei beiden Formen von Kontakt werden die Verstorbenen im Allgemeinen ohne Zögern am Klang ihrer Stimme und an ihrer charakteristischen Ausdrucksweise erkannt.

Die folgenden drei Teilnehmerinnen berichten von einem NTK mit Gehörwahrnehmung:

»Eines Morgens hörte ich beim Erwachen – ich schlief nicht mehr, war aber auch noch nicht hellwach – die Stimme meines Schwiegervaters, den ich am Vorabend so deprimiert wie noch nie erlebt hatte. Er sagte zu mir: »Mach dir keine Sorgen. Jetzt geht es mir gut.« Fünfzehn Minuten später klingelte das Telefon. Die Nachbarn meines Schwiegervaters erzählten, dass ›wegen meines Schwiegervaters‹ Sanitäter und Polizei angerückt seien. Tod durch Suizid. Er hat in der Stunde seines Todes mit mir ›gesprochen‹.«

»Ich saß im Auto, und plötzlich hörte ich die Stimme eines Freundes, der seit mehreren Wochen tot war (obwohl ich in diesem Moment nicht an ihn dachte). Ich spürte so etwas wie einen Atemhauch im Nacken. Er sagte, meine Tochter habe ihre Aufnahmeprüfung zur Veterinärschule bestanden und ich meine zur Facharztprüfung, und wenn ich nach Hause käme, würde ich meinem Mann auf der Allee zu unserem Haus begegnen, und er würde mir die guten Neuigkeiten mitteilen. Und genauso ist es dann auch gekommen.«

»Am 17. Juli hatte Nicolas, der Sohn meiner Nichte, einen Fahrradunfall und starb am 18. Juli in einer Universitätsklinik in der Schweiz. Er war neun Jahre alt. Nicolas und ich hatten uns sehr gemocht. Nach seinem Tod wohnte ich für ein paar Wochen bei der Familie meiner Nichte. In der zweiten Nacht nach Nicolas' Tod konnte ich nicht schlafen und weinte. Auf einmal spürte ich eine Gegenwart, die Wohlbehagen, Liebe und Sicherheit ausstrahlte. Eine Stimme, die keine Stimme war, sagte zu mir: ›Alles ist gut. Alles ist gut.‹ Es war ein ungemein tröstliches Erlebnis. Nach ungefähr einer halben Minute (genau kann ich es nicht sagen) verflüchtigte sich das Gefühl. Ich wollte es festhalten, weil es so schön und tröstlich war, aber das ging nicht. Am nächsten Tag erzählte ich meiner Nichte davon. Ich sagte: ›Es war Nicolas oder Gott.‹ Sie hatte in der Nacht genau dasselbe erlebt, aber zwei Mal und wahrscheinlich länger. Sie war fest davon überzeugt, dass Nicolas bei ihr war.«

Eine unserer Teilnehmerinnen hörte keine Worte, sondern einen Gesang:

»Mein Vater starb am 22. November 2018. Ich lebte damals nicht in Frankreich und traf erst am 23. November ein. Als ich das Haus meines Vaters betrat und die Tür hinter mir schloss, hörte ich ihn ein Lied summen, wie er es gerne tat, als er noch gesund war. Ich habe mir das Summen nicht eingebildet, ich habe es gehört.«

Bei auditiven NTK sind häufig Schritte zu hören:

»Ich hörte und fühlte die Schritte meiner (im Abstand von drei Jahren verstorbenen) Eltern, dann hörte ich ihren Dank dafür, dass ich mich so gut um die Familie gekümmert habe.«

»Einige Tage (ungefähr zehn) nach dem Tod meines Vaters war ich in seinem Haus. Ich hielt mich in der Küche auf, und im Haus war es ruhig (später Nachmittag). Da hörte ich, wie er durch die Tür hereinkam und durch das Haus ging. Es war sein Gang, genau so ging er immer die Stufen hoch. Ich hörte seine Schritte im ganzen Haus, Zimmer für Zimmer. Es war mir sofort klar, dass er einen letzten Rundgang durch sein Zuhause machte. Nach ein paar Minuten verließ er das Haus durch die Vordertür. Die Erfahrung war auditiv. Sie hat mir keine Angst gemacht, weil die Schritte und Bewegungen so eindeutig nach ihm klangen.«

Wie kann man sich eine Kommunikation ohne einen »externen« Ton vorstellen? Mehrere Teilnehmerinnen und Teilnehmer haben sich die Mühe gemacht, ihr Erlebnis zu präzisieren.

»Eine Stimme ohne Modulation. Es war mehr ein Gedanke, den ich wahrgenommen habe.«

»Es ähnelte eher einer telepathischen Übermittlung – man hört etwas, aber an die Ohren dringt kein Ton, man weiß einfach nur mit Sicherheit, dass der Verstorbene mit einem spricht.«

»Es ist im Grunde nicht eine Stimme, sondern eine Empfindung, die sich verständlich machen konnte. Ich sah das Bild und verstand.«

Wir fragten die Personen, die etwas gehört hatten, ob die Stimme derjenigen glich, die sie von dem Verstorbenen zu Lebzeiten kannten, oder ob sie sich anders anhörte. Die Mehrzahl der Befragten hörte keinen Unterschied.

- **Für 68% klang die Stimme gleich, 17% waren sich unsicher und für 15% klang die Stimme anders.**

Mehrere Empfänger erklärten, dass sich die wahrgenommene Stimme verändert anhörte:

»Es war mehr ein Hauch, sehr zart ...«

»Sie klang genau wie die Stimme meiner Mutter, wenn sie heiser war.«

»Ihre Stimme war tiefer ... als wenn man ein Tonband langsamer laufen lässt.«

»Die Stimme war verlangsamt, wie vom Wind hingehaucht.«

»Es war nicht ihre Stimme, aber ihr Atem, und den habe ich erkannt.«

»Ihre Stimme war weniger klar und weniger kräftig, ich musste mich sehr konzentrieren, um sie überhaupt zu hören.«

»Zwei Monate nach dem Suizid meiner 16-jährigen Tochter hörte ich nachts im Halbschlaf eine Stimme, die nichts weiter als ›Papaaaaaa..‹ sagte. In dem Wort schwangen Bedauern mit und ein sehr liebevolles Abschiednehmen. Es war ihre Stimme, nur klang sie etwas metallisch.«

Wie soll man eine Mitteilung, bei der man von außen nichts hört, von einem Gedanken unterscheiden? Für den Großteil unserer Teilnehmerinnen und Teilnehmer bestand nicht der geringste Zweifel daran, dass die Kommunikation etwas anderes war als ein Gedanke und sie sie nicht selbst herbeigeführt hatten.

- **Für 87% unterschied sich die Mitteilung von einem Gedanken, 6% waren sich unsicher und für nur 7% war die Kommunikation identisch mit einem Gedanken.**

Einen Körperkontakt wahrnehmen

- **48% erlebten einen körperlichen Kontakt.**

472 TeilnehmerInnen berichteten von einem taktilen NTK.

Taktiler NTK	Männer	Frauen	Angaben auf Französisch	Angaben auf Englisch	Angaben auf Spanisch
Ja	41%	49%	51%	46%	47%
Nein	59%	51%	49%	54%	53%

Bei dieser Art von NTK spüren die Empfänger einen Kontakt an irgendeiner Körperstelle, zum Beispiel eine leichte Berührung, einen Druck, ein Streicheln, eine Hand auf der Schulter oder sogar eine Umarmung. Der Kontakt wird als tröstlich empfunden, und die verstorbene Bezugsperson ist meist sofort an einer vertrauten, charakteristischen Geste zu erkennen. Manche Menschen berichten, dass der Kontakt von so etwas wie »elektrischem Strom« oder einer »Energiewelle« begleitet war.

Wie soll man sich einen körperlichen Kontakt in dieser Form vorstellen?

»1999 stirbt meine Frau mit sechsundfünfzig Jahren an Gebärmutterkrebs. Einige Tage nach der Beerdigung, als die Kinder schon wieder abgefahren sind, stehe ich im Schlafzimmer. Es ist früher Nachmittag, und ich lege eine ihrer Strickjacken zusammen. Sie ist marineblau und hat noch ihren Geruch an sich, der, wie ich weiß, in wenigen Tagen verflogen sein wird, was mich sehr traurig stimmt. Mein Kopf ist vollkommen leer. Plötzlich erscheint wie aus dem Nichts meine Frau und steht in ihrer normalen Kleidung vor mir. In einer spontanen Geste, die ich mir nicht erklären kann, schließe ich sie in die Arme. Es fühlt sich an wie ein echter Körperkontakt. Ich spüre, dass auch sie mich fest umarmt. Mir wird bewusst, was ich da gerade tue, und ich nehme sie an den Schultern (ich fasse sie wirklich an), schiebe sie ein Stückchen von mir weg, sehe ihr in die Augen und sage: ›Aber du bist doch tot!‹ Und sie antwortet: ›Ja, ich bin tot.‹ Dieser Austausch findet auf geistiger Ebene statt, und dann löst sich alles auf, und ich stehe da, mit der Strickjacke in den Händen. Das ist die einzige Manifestation, die ich erlebt habe. Ich war traurig nach ihrem Ableben, aber nicht verzweifelt. Es hat fünfzehn Jahre gedauert, bis ich darüber sprechen konnte. Zuerst sagte ich es meinen beiden Kindern. Sie ist gekommen, um mir Lebewohl zu sagen, und hat mich dadurch erkennen lassen, dass sie ihr Leben in einer anderen Form weiterführt. Davon bin ich überzeugt, und ich lasse mich mittlerweile von keinem Problem mehr erschüttern und habe überhaupt keine Angst mehr vor dem, was wir gemeinhin ›Tod‹ nennen.

Ich möchte hinzufügen, dass ich nach wie vor im medizinischen Bereich arbeite, im Dienst am Mitmenschen, und erst aufhören werde, wenn »man« mich ruft, und dass ich heute, mit siebenundsiebzig Jahren, in guter körperlicher und geistiger Verfassung bin.«

Bei taktilen NTK zeichnet sich eine breite Palette ab:

»Es geschah am Freitag, den 18. November 2016. Ich saß auf meinem Sofa, kurz bevor ich das Haus verlassen musste. Es war zwischen 13 Uhr und 13.30 Uhr. Auf einmal spürte ich, wie ein Arm meine linke Schulter umfasste und ein Gesicht, ein Kopf mit langen Haaren, sich an meine rechte Schulter anlehnte. Es war kein Traum. Ich konnte diesen Arm und die langen, lockigen Haare an meinem Hals wirklich spüren. Nach einer Weile verschwand die Erscheinung wieder.«

»Eines Abends saß ich weinend auf dem Sofa im Wohnzimmer, und ich spürte, wie seine Hände über meinen Kopf strichen. Mir wurde kalt. Aber es hat mich innerlich beruhigt.«

»Als ich mich gerade allein etwas ausruhen wollte, spürte ich die Hand meines Vaters auf meiner Schulter. Dabei empfand ich die ganze Zärtlichkeit, die in dieser Geste lag.«

»Ein oder zwei Tage nach dem Suizid meines Jungen war ich bei meiner Tochter. Es war früh am Morgen (6 Uhr), und ich lag noch wie ein Embryo zusammengerollt im Bett, da spürte ich eine Gegenwart hinter mir und Arme, die mich sanft umfingen, und einen Daumen in meiner Handfläche. Das blieb so für ein paar Sekunden. Dann wurde die Empfindung schwächer, bis sie schließlich ganz aufhörte.«

»Ein paar Tage nach dem Tod meines Mannes lag ich in unserem Bett. Ich hatte die Augen geschlossen und versuchte, Schlaf zu finden, als ich vom Oberkörper bis zu den Schenkeln eine innige Umarmung spürte, bei der sogar meine Beine leicht angehoben wurden. Ich riss panisch die Augen auf, aber die Empfindung war so zart und sanft, dass ich mich sehr schnell beruhigte. Dann hörte sie auf.«

»Ein taktiler Kontakt mit meinen Papa, der ganz plötzlich im Krankenhaus verstarb. Ich hatte mich nicht von ihm verabschieden können und war sehr traurig. Er kam zwischen Schlafen und Wachen und strich mir zärtlich über die Stirn, wie man es bei einem Baby macht. Ich wusste sofort, dass er es war.«

»Ich war in meinem Bett eingeschlafen und schreckte aus dem Schlaf hoch, weil ich spürte, wie sich mein im Mai verstorbener Partner neben mir ausstreckte. Er lag hinter mir, sein Arm ruhte auf meiner Hüfte und die Hand auf meinem Bauch, exakt in der Haltung, in der wir immer einschliefen. Ich sagte zu ihm: ›Bist du das?‹ Da verschwand er.«

»Sechs Monate nach dem Tod meines Mannes kam mein Enkel zur Welt. Am Abend war ich wütend, weil ich die Geburt allein erleben musste. In der Nacht wachte ich auf, weil ich eine feste Umarmung spürte. Ich versuchte, sie so lange wie möglich auszudehnen. Ich hatte meinen Mann erkannt – und meine Wut war verflogen.«

»Knapp einen Monat nach dem Tod meiner Tochter stand ich in der Küche und bereitete das Essen zu, als ich ›hörte‹, wie sie die Treppe von ihrem Zimmer herunterkam. Dann fühlte ich ihre Gegenwart hinter mir, und sie umarmte mich. Das kam sehr überraschend und war ein wunderschönes Erlebnis. Und genauso real, als hätte sie ›lebendig‹ neben mir gestanden.«

Der folgende Bericht lässt vermuten, dass eine versuchte Kontaktaufnahme nicht zustande kam:

»Ich habe mehrere Kontakte erlebt, hauptsächlich mit Berührungen. Der wichtigste fand statt, als eine Kollegin von mir ihren Sohn verlor, den ich relativ gut kannte. Ich wusste, ich spürte, dass er bei ihr war, und einmal hatte ich das Gefühl, als würde mich jemand am Ärmel ziehen. Später war mir, als bekäme ich einen Stoß in die Rippen. Ich bin überzeugt, dass der Sohn mir etwas damit sagen wollte.«

Ein anderer Kontakt kam in einer sehr belastenden Situation zustande:

»Ich hatte gerade vier Stunden am Telefon verbracht, um einen Freund vom Suizid abzuhalten, und als ich auflegte, spürte ich, wie mich jemand in den Arm nahm, um mich zu trösten. Am Geruch erkannte ich meinen Vater, der ein paar Wochen vorher gestorben war.«

Der folgende NTK wird durch die auditive Botschaft verständlich, die mit ihm einhergeht:

»Mein Vater setzte seinem Leben im September 2012 ein Ende, und in den Tagen darauf spürte ich einmal, als ich bei mir in der Wohnung durch den Flur ging, eine Gegenwart, die mich mit Schwung vorwärts stieß. Sehr merkwürdig. Als ich im Badezimmer stand, war ich ganz benommen und traurig, doch dann hörte ich in Gedanken den Satz: ›Man muss vorangehen und das Leben genießen‹!«

Manche NTK erstrecken sich über längere Zeiträume, wie beispielsweise dieser:

»Meine Großmutter starb in der Nacht vom 12. auf den 13. Dezember 2013 im Krankenhaus. Ich fuhr am Freitag, den 13., morgens hin, um sie zu identifizieren, weil sie mich auf der Arbeit angerufen hatten. Ich betrat einen gekachelten Raum, dort lag sie unter einem weißen Tuch auf einer Bahre. Ich setzte mich weinend neben sie und fragte sie, warum sie so plötzlich von uns gegangen sei. Ich blieb lange neben ihr sitzen, und irgendwann stand ich auf, weil ich gehen musste, sagte ihr Lebewohl und streichelte ihre Wange. Ich gehe zu meinem Auto zurück, und als ich gerade den Motor anlassen will, spüre ich, wie ich von Zärtlichkeit eingehüllt werde. Es war ein so angenehmes Gefühl, ich fühlte mich beschützt und getröstet, und auf einmal spürte ich eine sanfte Berührung an meiner Wange. Ich verstand, dass meine Großmutter mir dankte und mich tröstete. Ich erinnere mich noch gut an diese schöne Episode mitten im Chaos. Ein paar Tage später erschien sie mir in ihrem Zimmer, und im Jahr darauf auch noch mehrfach.«

Um taktile NTK besser verstehen zu lernen, fragten wir nach, an welchen Körperstellen die Teilnehmerinnen und Teilnehmer eine Berührung spürten, und wie dies genau vor sich ging:

»Um mein Handgelenk, mitten in der Nacht. Ich wusste, dass er es war, weil seine Handinnenfläche nach den Verbrennungen dritten Grades eine sehr spezielle Struktur angenommen hatte. Mein Handgelenk vibrierte leicht.«

»Im Gesicht und in Bauchhöhe. Als ich im Bett lag, wenige Wochen nach dem Tod meiner Mutter, bekam ich zwei leichte Klapse auf die Wangen. Ich konnte nicht aufhören zu weinen. Eine große Wärme auf Höhe des Bauches, so als würden mich Arme dort drücken.«

»Es hat sich angefühlt wie ein Streicheln im Nacken.«

»Nach dem Tod meines Vaters war mir häufig, als striche mir eine Hand durchs Haar.«

Etwas mehr als die Hälfte der Empfänger erwähnte, dass sich der Kontakt vertraut anfühlte, weil etwas für den Verstorbenen Typisches geschah.

- **Für 55% fühlte sich der Kontakt vertraut an, 11% waren sich unsicher und für 34% war der Kontakt nicht vertraut.**

Im nächsten Bericht wird ein gemeinsam erlebter NTK beschrieben, ein Kontakt also, der von zwei Personen gleichzeitig erlebt wird, die sich am selben Ort aufhalten:

»Achtundvierzig Stunden nach dem Tod meiner Tochter war ich am späten Abend mit einer Freundin zusammen in meinem Zimmer. Wir sprachen über etwas anderes. Plötzlich tauchte meine Tochter auf und nahm uns beide gleichzeitig in die Arme. Sie legte jeder von uns eine Hand auf den Rücken. Wir zuckten zusammen und riefen beide gleichzeitig: ›Marianne!‹«

Wie haben die Empfänger den Kontakt erlebt?

»Ich habe ihn ganz tief in mir drinnen gespürt, eine gewaltige Energie strömte durch meine Wirbelsäule.«

»Beglückung – meinem Gefühl nach wollte meine Mutter mich in dem Gedanken bestärken, dass sie noch lebte, wenn auch auf andere Art.«

»Am Anfang: stressig, verwirrend ... Ich hatte Angst. Dann habe ich mich daran gewöhnt, manchmal habe ich im Kopf oder laut mit ihr geredet, wenn das möglich war. Jetzt kommt es seltener vor, aber wenn es passiert, freue ich mich. Ich weiß, dass sie immer da ist.«

»In mir ist eine große Ruhe eingekehrt, ein absolutes Vertrauen. Ich hegte keinerlei Zweifel, dass sie es war, ein Zittern überlief mich und eine sanfte Wärme breitete sich aus. Ich hörte sofort auf zu weinen.«

Wir fragten, ob die Teilnehmerinnen und Teilnehmer versucht hatten, die verstorbene Person zu berühren. Nur wenige taten dies aus eigenem Antrieb.

- **26% versuchten, den Verstorbenen zu berühren, 2% waren sich unsicher und 72% haben es nicht versucht.**

Von denjenigen Menschen, die einen physischen Kontakt wünschten, konnte annähernd die Hälfte die verstorbene Person anfassen und etwas Feststoffliches spüren.

- **43% konnten den Verstorbenen anfassen und einen körperlichen Widerstand spüren, 15% waren sich unsicher und 42% spürten nichts Materielles.**

»Ich konnte meine Mutter in die Arme nehmen, und wir drückten uns ganz fest. Es gab demnach so etwas wie Materie, denn ich hatte nicht den Eindruck, Luft zu umarmen. Aber das passierte nur sehr kurz.«

»Der Verstorbene hat sich in Luft aufgelöst, als ich mich ihm nähern wollte, als wolle er mir begreiflich machen, dass ich nicht das Recht hätte, ihn zu berühren.«

»Ich habe ihn in die Arme geschlossen und an mich gedrückt, ich konnte ihn spüren.«

Hatten die Teilnehmerinnen und Teilnehmer den Eindruck, dass bei ihrem Kontakt eine Nachricht übermittelt wurde?

- **80% gaben an, dass während des physischen Kontakts eine Nachricht übermittelt wurde, 10% waren sich unsicher, und nur 10% erklärten, keine Nachricht erhalten zu haben.**

Hier einige Beispiele für Mitteilungen, die bei einem physischen Kontakt übertragen wurden:

> »Ich bin bei dir, ich lebe.«

> »Du sollst wissen, dass du geliebt wirst, grenzenlos, bedingungslos.«

> »Es war eine Botschaft der Liebe und Fürsorge: ›Ich bin immer bei dir‹.«

> »Lebe dein Leben weiter und genieße es.«

> »Er wollte ermutigend, liebevoll und beruhigend auf mich einwirken, auch wenn mich das gestresst hat, vor allem am Anfang ... oder vielleicht hatte er einfach nur das Bedürfnis, mir zu sagen, dass er bei mir ist.«

Der Schmerz und die Trauer wurden durch den Kontakt augenblicklich gelindert, wenn auch nicht unbedingt auf Dauer:

> »Am Tag, als meine Mutter nach einem zweimonatigen Klinikaufenthalt starb, stürzte ich abends in einen höllischen Strudel aus Trauer, Angst und Leere ..., der dann unvermittelt abbrach. Ich hörte oder besser spürte so etwas wie ein beruhigendes Murmeln, dann eine angenehme Wärme, begleitet von dem Gefühl, dass etwas sich an meinen Rücken schmiegte und ich umarmt wurde. Ich schlief getröstet in dieser Umarmung ein.«

Den Verstorbenen sehen

- 46% haben den Verstorbenen gesehen.

460 der Umfrageteilnehmer erlebten einen visuellen NTK.

Visueller NTK	Männer	Frauen	Angaben auf Französisch	Angaben auf Englisch	Angaben auf Spanisch
Ja	51%	46%	42%	47%	61%
Nein	49%	54%	58%	53%	39%

Visuelle NTK treten in unterschiedlicher Form auf. Die Erscheinungen können in Innenräumen stattfinden, zum Beispiel nachts im Schlafzimmer, oder draußen, beispielsweise auch in einem PKW, einem Flugzeug etc. Manchmal sprechen die Empfänger davon, dass sie eine ihnen unbekannte Person gesehen haben. Später haben sie dann diese Person mithilfe einer Fotografie zum Beispiel als einen Vorfahren oder einen verstorbenen entfernten Verwandten identifiziert. Manchmal erscheinen aber auch Verstorbene, die den Empfängern vollkommen unbekannt sind.

Es kommt vor, dass die Erscheinung von einem Absinken der Raumtemperatur oder von einem Luftzug begleitet wird.

Geben wir das Wort an eine unserer Teilnehmerinnen weiter:

> »Mein Bruder starb am 3. Juli 2011 von eigener Hand. Er war zweiunddreißig Jahre alt und hatte fünfzehn Jahre gegen Depressionen angekämpft. Er war mein jüngerer Bruder, der Altersunterschied betrug fünf Jahre. Ich habe ihn immer als labil eingeschätzt und hatte das Bedürfnis, ihn zu beschützen. Aber ich wusste auch immer, dass er nicht alt

werden würde, und das ging so weit, dass ich mir als kleines Mädchen die Lebenslinie in seiner Hand ansah, um mir Mut zu machen. Wenige Wochen nach seinem Tod saß ich einmal allein zu Hause im Wohlzimmer vor dem Fernseher. Ich sah mir eine Sendung an, die mich faszinierte, und dachte in diesem Moment nicht an meinen Bruder. Zwischendurch stand ich kurz auf und ging in mein Zimmer, um etwas zu holen. Ich hatte es eilig, weil ich die Sendung nicht verpassen wollte. Als ich mein Zimmer betrat, lag da mein Bruder auf dem Bett. Er lag auf dem Rücken, in einer Haltung, die er besonders mochte – die Arme hinter dem Kopf verschränkt, ein Bein über dem anderen – und sah entspannt und heiter aus, wie früher als Kind. Es sah so real aus, beziehungsweise so irreal, dass ich Angst bekam und den Kopf abwandte. Mir schoss die Frage durch den Kopf, ob ich Halluzinationen hätte. Als ich wieder zum Bett hinsah, war er verschwunden. Heute, sieben Jahre später, bin ich überzeugt, dass es keine Halluzination war. Der Anblick erinnert mich an ein Bild, wie er als Fünfjähriger genau in dieser Position auf dem Rücken lag und fröhlich vor sich hin pfiff.«

Ein Teilnehmer schildert einen besonders eindrücklichen visuellen NTK:

»Der bedeutendste fand am 12. Juni 2012 statt. Ich wachte um etwa 6 Uhr morgens auf. Ich sah durch mein Schlafzimmerfenster, wie jemand über meine Veranda lief. ›Wer kann denn das so früh sein?‹, dachte ich. Ich zog mich an und ging zur Haustür. Ich öffnete die Tür und sah links mit dem Rücken zu mir eine weinende Frau. Ich fragte, ob alles in Ordnung sei. Sie drehte sich um, und es war meine Großmutter väterlicherseits. Ich war schockiert. Sie bat mich um Verzeihung, weil sie nach dem Tod meines Vaters nicht mehr mit mir geredet hatte. Ich sagte, das sei nicht schlimm und dass ich ihr verzeihe. Sie kam auf mich zu, und wir umarmten uns.

Ich spürte ihren zarten Körper, als wir uns in die Arme nahmen, und drückte sie. Ich nahm ihre Kleider und ihren Geruch wahr, und sie dankte mir, während wir uns umarmten. Ein Gefühl tiefer Liebe breitete sich in mir aus. Ich fing an zu weinen. Da verwandelte sie sich in ein helles weißes Licht. Ich musste die Augen schließen, so blendend hell war es. Dann merkte ich durch die geschlossenen Augenlider, wie das Licht schwächer wurde. Das Gefühl, dass sie da war, nahm ab. Ich machte die Augen auf – und sie war fort. Ich stand da, immer noch mit ausgebreiteten Armen, als würde ich jemand umarmen. Ich war im Schock. Ich ging ins Haus zurück, legte mich aufs Bett – und meine Frau wachte auf. Ich erzählte ihr, was passiert war. Zwei Tage lang war ich wie benommen, ein bisschen schwindelig… Meine Großmutter war seit ungefähr sieben Jahren tot, und die Erfahrung machte mich sprachlos. Ich hatte andere Erlebnisse, bei denen ich mit verstorbenen Familienangehörigen in Verbindung war, aber das war das intensivste und bemerkenswerteste von allen.«

Bei dem folgenden NTK wich die Überraschung nach kurzer Zeit der Freude:

»Eines Morgens erschien mir mein Mann, der eine Woche zuvor gestorben war, klar und deutlich beim Aufwachen. Ich schlug die Augen auf und sah ihn neben mir am Bettrand sitzen; er strahlte regelrecht. Erstaunt, aber überhaupt nicht erschrocken, fragte ich ein bisschen begriffsstutzig: ›Aber bist du denn nicht tot?‹, und er verschwand sofort. Ich blieb liegen, verblüfft, aber durchdrungen von einem großen Glücksgefühl. Das ist jetzt zwei Jahre her, und die Erinnerung an sein ›reales‹ Bild (wie in 3D) ist frisch geblieben.«

Der NTK, der im folgenden Bericht beschrieben wird, hat sich achtzehn Jahre nach dem Tod der betreffenden Person ereignet. Das ist ungewöhnlich. Die meisten Erfahrungen treten im ersten Jahr nach dem Ableben auf, mit einer hohen Konzentration in den ersten sieben Tagen, insbesondere den ersten vierundzwanzig Stunden. Weitere NTK ereignen sich in abnehmender Häufigkeit in einem Zeitraum von zwei bis fünf Jahren nach dem Todesfall. Noch spätere Kontakte – Jahre oder Jahrzehnte nach dem Ableben der Person – sind deutlich seltener und dienen häufig dazu, die Empfänger vor einer akuten Gefahr zu warnen. Diese Erfahrungen nennen wir »NTK als Schutz und Warnung«.

»Ein NTK achtzehn Jahre nach dem Tod meines Vaters: Es ist 6 Uhr morgens an einem Samstag, ich muss früh raus, weil ich an einer Wochenend-Fortbildung teilnehmen will. Als ich mich im Bett aufrichte, geht mein Blick instinktiv nach vorne – und ich sehe meinen Vater. Ich weiß, dass das keine Ausgeburt meiner Phantasie ist und auch nicht durch starke Gefühle hervorgerufen wird (er ist seit achtzehn Jahren tot). Ich sehe ihn nicht nur, ich spüre auch eine starke Präsenz. Er trägt Kleidung, die ich zu seinen Lebzeiten an ihm nicht besonders mochte, und er lächelt mich auf eine Weise an, wie er das zu Lebzeiten nie gemacht hat. Ein fröhliches und gleichzeitig friedvolles, strahlendes Lächeln. Der Anblick erinnert mich an ein Hologramm, das heißt dreidimensional, nicht wie ein gemaltes Bild oder ein Foto. Und er ist durchsichtig. Als ich die Erscheinung sehe, bekomme ich Angst. Ich stehe auf und sage zu meinem Vater, er solle gehen. Seine Gegenwart spüre ich noch, aber die Erscheinung vor dem Fenster ist verschwunden. Ich glaube, er wollte mir mitteilen, dass er noch da ist, aber es war vor allem wie ein zweites ›Lebewohl‹, bei dem er sich in andere Bewusstseinsebenen verabschiedet, in denen ein Kontakt mit einem Verstorbenen (selbst mithilfe eines Mediums) schwerer herzustellen ist. Dieses Gefühl hatte ich dabei.«

Der folgende NTK hat sich beim Erwachen abgespielt, in jenem Zustand zwischen Schlaf und Wachen, der das Zustandekommen eines NTK zu begünstigen scheint:

> »Nicht lange nach dem Tod meiner Lebensgefährtin war ich auf dem Sofa eingeschlafen, und als ich die Augen aufschlug, saß sie neben mir. Sie betrachtete mich lächelnd, vielleicht eine Sekunde lang, aber ich war mir sicher, dass sie schon länger da war, dass sie über mir wachte, und es war fast so, als ob sie körperlich anwesend wäre.«

Der folgende Bericht, in dem eine kräftige Prise Humor mitschwingt, illustriert die Natürlichkeit, mit der unsere Empfängerin auf ihre Wahrnehmung reagierte, obwohl sie mit ihrem Glaubenssystem so gar nicht übereinstimmte:

> »Meine Großmutter erschien mir in meinem Auto (ich saß allein darin), während ich damit fuhr. Ich habe sie gespürt und ›gesehen‹. Ich wusste, dass es kein Körper aus Materie war und ich sie nicht anfassen konnte, denn sie war praktisch durchsichtig... Trotzdem (ich stehe mit beiden Füßen auf der Erde!) nahm ich meine Handtasche vom Polster (wobei ich mit der Hand durch ›ihren Körper‹ griff und mich für alle Fälle sogar dafür entschuldigte!), damit sie bequemer sitzen konnte!!! Während ich steuerte, schaute ich gelegentlich zur Seite, und meine Großmutter sah nach vorne zur Straße ... Sie trug ein Kleid und einen schwarzen Mantel, hatte ihre Brille auf und eine Handtasche dabei, die auf ihren Knien lag. An der roten Ampel konnte ich sie länger betrachten. Sie hatte den Kopf zur Seite gedreht und sah mich an, ohne zu lächeln. Ich hatte trotz allem keine Angst ... Es klingt komisch, aber ich fand es ganz normal, dass sie bei mir war ... Ich stellte mir innerlich die Frage: ›Warum bist du da?‹, aber überhaupt nicht: ›Wie kannst du hier sein?‹. Dabei bin ich gelernte Naturwissenschaftlerin und noch dazu Atheis-

tin... Die Ampel wurde grün, ich gab Gas und nach ungefähr hundert Metern war meine Großmutter verschwunden. Ich dachte: ›Verflixt, ich habe ja gar nicht mit ihr geredet.‹ Ich nahm an, dass sie gekommen war, um mir etwas Wichtiges zu sagen oder jemanden aus der Verwandtschaft abzuholen ... Aber nach diesem Vorfall ging alles ganz normal weiter.«

Die Wahrnehmung der Verstorbenen kann sich auf einen Teil des Körpers (Kopf und Oberkörper) beschränken oder den gesamten Körper umfassen, mit einer Schärfeskala.

Die Mehrheit der Teilnehmerinnen und Teilnehmer nahm den Verstorbenen als vollständige Gestalt wahr.

- Den gesamten Körper: 60%
- Nur den oberen Teil des Körpers: 25%
- Nur den unteren Teil des Körpers: 1%
- Unsicher: 2%
- Anderes: 12%

»Ich habe beinahe ihren gesamten Körper gesehen, bis hinunter zu den Knien.«

»Den ganzen Körper, aber ohne das Gesicht.«

»Nur den Kopf, wie von Rauch umgeben.«

»Ich habe ihn vom Kopf bis zu den Waden gesehen. Und als er gegangen ist, den Rücken in seiner gesamten Länge.«

»Den Oberkörper und statt der Beine eine Art Nebel.«

»Wir waren bei Freunden, im oberen Stockwerk des Hauses, als wir unten Lärm hörten, so als würden Möbel gerückt. Wir waren beunruhigt und gingen nachsehen, aber wie wir feststellten, hatte sich da nichts bewegt. Als wir wieder hochgingen, bemerkte ich im Flur eine Gestalt, eine braune Cordsamthose in Stiefeln ... einen Oberkörper gab es nicht, nur Beine..., und da ging mir ein Licht auf ...«

Die Beschreibungen reichen vom Anblick einer nebelhaften, halb transparenten Silhouette, durch die man hindurchsehen kann, bis zur Wahrnehmung eines festen Körpers, mit beliebig vielen Abstufungen dazwischen. Hin und wieder ist eine dynamische Entwicklung zu beobachten, bei der zunächst eine nebelhafte Form auftaucht, die sich immer mehr verfestigt, indem sie Konturen annimmt, und die schließlich zu einer festen Gestalt wird, die wie ein lebender Mensch wirkt.

Welche stoffliche Beschaffenheit hatten die Verstorbenen, die von unseren Teilnehmerinnen und Teilnehmern wahrgenommen wurden?

- **Fester Körper, wie bei Lebenden: 62%**
- **Halb transparent: 13%**
- **Verwischte Konturen: 11%**
- **Unsicher: 15%**

»Das Bild war ein bisschen transparent, wie ein Hologramm.«

»Er wirkte solide, aber luftig, als wäre er sehr leicht, und schien auch kleiner und zarter zu sein.«

»Ich weiß, dass er es war! Er war hinter mir, während ich gearbeitet habe ... Er kam näher, er hatte die Gestalt eines Mannes, aber am Körper erkannte man keine Einzelheiten, er sah milchig aus, milchweiß und undurchsichtig, mit ein paar dunkleren Partien.«

»Ein Schatten, aber sehr gut erkennbar.«

»Ich sah die Kontur eines Mannes, der helle Kleidung trug.« »Halb transparent ..., nebelhaft, ... wie ein Hologramm ... oder wie eine Flüssigkeit, die sich zu materialisieren versucht.«

»Ein Oberkörper mit einer Art Dunst anstelle der Beine. Ich sah einen Umriss, aber sein Kopf war abgewandt, als ob er nicht wollte, dass ich ihn erkenne.«

»Er war mehr als festkörperlich ... er war real, strahlend, glücklich.«

»Das Bild meines Vaters war halb durchsichtig. Er wurde vom verstorbenen Vater meines damaligen Freundes begleitet, mit dem ich noch nicht lange zusammen war. Sein Vater war dreißig Jahre zuvor gestorben. Ich kannte ihn nicht. Ich wusste aber, dass er es war, und konnte das auch später anhand einer Fotografie verifizieren.«

»Sie sah wie ein Mensch aus, aber nicht so fest wie ein lebender menschlicher Körper.«

»Ich sah ihn ganz deutlich, seinen ganzen Körper, er war nicht durchsichtig, aber er machte auch nicht den Eindruck, sehr fest zu sein.«

»Kurz nach dem Tod meines Vaters war ich im Garten beschäftigt, in der Nähe der großen Rasenfläche in der Mitte. Ich konnte meinen Vater deutlich sehen und erkennen. Er stand aufrecht auf dem Rasen, mit dem Körper eines jungen Mannes, und sah aus wie in meiner Kindheit. Er befand sich ungefähr zwei, drei Meter von mir entfernt auf dem Rasen. Er war hellgrau, ein wenig wie Rauch, aber mühelos zu erkennen.

Diese Erscheinung dauerte nur den Bruchteil einer Sekunde, ich sah ihn kaum – und schon war er wieder verschwunden.«

Dieser Bericht beschreibt eine halb durchsichtige, aber dennoch klar erkennbare Erscheinung:

»Nach einem Besuch auf dem Friedhof zusammen mit meiner Mutter, wo ich ein Weilchen am Grab meines Großvaters stehe, gehe ich am Grab eines jungen Mädchens in meinem Alter vorbei, das erst vor Kurzem gestorben ist. Anschließend gehe ich, wie gewohnt, nach Hause, immer noch in Begleitung meiner Mutter. Abends lege ich mich, wie immer, um 22 Uhr schlafen. Doch diesmal sehe ich, als ich mich gerade zum Einschlafen umdrehe, dieses verstorbene junge Mädchen, das sich neben mir schlafen legt. Sie war weiß, fast durchsichtig, aber ihre Gesichtszüge waren klar und deutlich zu erkennen. Sie sah aus wie ein heller Schimmer, eine Art Schleier.«

Eine unmittelbar erkennbare Gestalt ist auch Gegenstand des folgenden Berichts:

»Ein paar Tage nach dem Tod meines Lebenspartners sah ich morgens beim Erwachen eine Gestalt neben mir im Bett liegen. Sie war transparent wie ein Kraftfeld und hatte rosafarbene oder rote Konturen. Ich hatte keine Angst. Ich wusste, dass er es war, denn er lag in derselben Haltung da wie immer.«

Eine unserer Teilnehmerinnen hatte den Eindruck, die Erscheinung ihres verstorbenen Ehemannes zu »durchdringen«:

»Acht Tage nachdem mein Mann ertrunken war, erschien er mir in unserem Schlafzimmer (ich möchte betonen, dass ich nicht schlief.) Er streckte den Arm aus, ich spürte eine

Kraft und tat dasselbe. Da hatte ich das Gefühl, als würde ich auf ihn zu ›geschleudert‹, und ich glitt durch seinen Körper hindurch, so wie man es sich bei Geistern vorstellt, die durch Wände gehen können. In diesem Moment fühlte ich eine unbeschreibliche Zärtlichkeit, die ich mit keinem Begriff aus dem Wörterbuch angemessen beschreiben kann, es war phantastisch, und gleichzeitig nahm ich etwas wahr, das ich *Bedingungslose Liebe* nenne. Ich erinnere mich noch, dass ich danach das Gefühl hatte, auf das Bett zurückzufallen. Da begriff ich, dass er gekommen war, um sich von mir zu verabschieden. Es war die außergewöhnlichste Erfahrung meines Lebens.«

Eine andere Teilnehmerin drückte ein ganz ähnliches Gefühl in knappen Worten so aus:

»Mein Partner floss durch meinen Körper hindurch.«

Hatten die Kontaktierten während ihres visuellen NTK die Augen geschlossen? Befanden sie sich in einem Zustand der Entspannung oder Tagträumerei, die das Auftauchen innerer Bilder begünstigte?

Wie sich zeigte, hatten die meisten von ihnen die Augen geöffnet, als sie die Erscheinung wahrnahmen.

- **60% hatten die Augen geöffnet, 9% waren sich unsicher, und 31% hatten die Augen geschlossen.**

Wir wollten von den Befragten wissen, wo im Raum sich die Erscheinung im Verhältnis zu ihnen befand:

- **In der Mitte meines Blickfelds (vor mir): 74%**
- **Am Rand meines Blickfelds (neben mir): 22%**
- **Unsicher: 4%**

In dem folgenden Bericht nimmt die Betroffene eine Erscheinung am Rand ihres Blickfelds wahr:

»Ich verlor meine Mutter, als ich einundzwanzig war. Darunter habe ich wirklich sehr gelitten. Ich habe ihren plötzlichen Tod nie akzeptiert, obwohl ich ihr die Erlaubnis gab, zu gehen und nicht länger zu leiden (Intensivpflege). Dann verlor ich ein kleines Mädchen bei der Geburt, die Zwillingsschwester meiner jüngsten Tochter, und das war auch ein herzzerreißendes Erlebnis. Sie war geistig behindert. Eines Nachmittags spülte ich Geschirr, allein im Haus mit meiner kleinen Tochter, die erst wenige Monate alt war und im oberen Stockwerk schlief. Ich hörte nichts Ungewöhnliches. Ich spülte in Ruhe die Tassen und Teller, und da – ich weiß auch nicht – bemerkte ich aus dem Augenwinkel auf einmal eine Gestalt. Ich spürte, dass ich beobachtet wurde und drehte mich um. Da war meine Mutter, die meine Kleine in den Armen hielt, als ob sie zu mir sagen wollte, dass alles gut sei, »sie gut auf sie aufpasse und ich mir keine Sorgen machen müsse. Das hat eine Sekunde gedauert ... Danach habe ich weiter Geschirr gespült, ziemlich fassungslos.«

- In Armeslänge: 62%
- Einige Meter: 33%
- Weiter entfernt: 3%
- Unsicher: 3%

Bewegte sich die Erscheinung oder war sie bewegungslos?

- Vollständig bewegungslos: 19%
- Eher unbewegt: 29%
- Bewegte sich in der Umgebung: 30%
- Lebhaft (gestikulierend): 16%
- Unsicher: 6%

Hier ein Bericht über eine Erscheinung, die sich während des Kontakts bewegte:

»Vor sechs Jahren sah ich beim Aufwachen nach der Siesta (ich weiß nicht, was mich geweckt hat) in der Tür meinen verstorbenen Vater. Er betrat das Schlafzimmer, etwa fünfzehn Meter von mir entfernt. Ich sah seinen gesamten Körper, nicht nur einen Teil davon. Er stand aufrecht und bewegte sich. Ich sah, wie er einen Schritt ins Zimmer hineinging und sich im Raum umsah. Er verhielt sich genauso wie früher zu seinen Lebzeiten. Er hatte die Hände auf dem Rücken verschränkt, und an seinem Blick konnte man ablesen, dass er das Zimmer begutachtete (er war zu Lebzeiten nie da gewesen). Er zögerte nicht, er war einfach da. Er trug Kleidungsstücke, die ihm gehört hatten. Das alles geschah langsam, wie ein eingefrorenes Bild, und trotzdem wusste ich, dass nur sehr wenig Zeit verging (höchstens drei Sekunden). Kaum hatte ich begriffen, dass er es war, da war es auch schon wieder vorbei. Ein Geräusch machte er nicht, und ich konnte auch keinen bestimmten Geruch wahrnehmen.«

Dieser NTK ereignete sich, als die Befragte sich in dem speziellen Zustand zwischen Schlafen und Wachen befand:

»Ich liege im Bett. Ich stehe auf und gehe hinunter ins Erdgeschoss des Hauses. Ich betrete das Wohnzimmer, und da sehe ich – ich kann es kaum glauben – meinen Pflegevater vor mir. Er steht zwischen der Terrassentür und der Anrichte (er hat dieses Haus nie betreten). Ich erkenne ihn sofort und bin selig! Sein breites Lächeln ist deutlich erkennbar, seine Augen blitzen, typisch für ihn, vor Freude und Glück. Auch die Brille, die er immer auf der Nase trug, konnte ich problemlos erkennen. Ich konnte ihn vom Scheitel bis zu den Fußknöcheln sehen, seine Füße sah ich nicht. Er erweckte den Anschein zu ›schweben‹. In den Händen hielt er aufgeschlagen mein Buch (das Buch ist am 27. April 2018 erschienen). Er wirkte sehr stolz. Plötzlich wurde er jünger, und dann wieder allmählich älter, bis sich sein Alter auf etwa vierzig bis fünfundvierzig Jahre einpendelte. (Als er starb, war er neunzig.) Er sagte zu mir, auf das Buch bezogen: ›Du hast dich von meinen Ideen inspirieren lassen, und dafür danke ich dir.‹ Ich sagte ihm, dass ich ihn liebe. Er antwortete: ›Es ist wichtig, sich das zu sagen‹, und pfft, war er verschwunden.«

Nach Aussage der Empfänger sind die Erscheinungen zuweilen von Licht umgeben. Wir haben unsere Teilnehmerinnen und Teilnehmer gefragt, ob die verstorbene Person ihnen strahlender erschien als deren Umgebung, ob sie, anders gesagt, von Licht umgeben war oder selbst Licht ausstrahlte. Das traf auf etwa ein Drittel der Kontakte zu.

- **Bei 35% war die Erscheinung von Licht umgeben, 11% waren sich unsicher und bei 54% war kein Licht zu bemerken.**

Hier einige anschauliche Beispiele für Erscheinungen dieses Typs:

»Er wirkte recht feststofflich, aber er war sehr blass und vor allem irisierend. Seine gesamte Gestalt war von einem schwachen Lichtschein umgeben.«

»Der Verstorbene war von einem sehr weißen Licht umhüllt.«

»Eine dunkle Silhouette, da sich hinter ihm eine Lichtquelle befand.«

»Wie ein lebendiger Mensch, nur mit einer Aura aus Licht.«

»Es war eine leuchtende Figur.«

»Sein Gesicht, seine Arme, seine Hände hatten klare Konturen, aber seine Schultern, sein Oberkörper und das Becken waren wegen des weißen Lichtes undeutlich.«

»Er wirkte wie ein fester Körper, umgeben von Licht.«

»Ich sah meinen verstorbenen Mann am Fußende des Bettes. Seine Gestalt, das heißt der Oberkörper, leuchtete, und ich war überglücklich.«

Der folgende NTK illustriert wunderbar, dass innerhalb einer objektiv gesehen kurzen Zeit sehr widersprüchliche Gefühle erlebt werden können. Unsere Teilnehmerin beschreibt, wie sie sich veränderten – von tiefer Verzweiflung hin zu innerem Frieden und Akzeptanz:

»Ich war in der Klinik und wachte nachts am Bett meiner Mutter, die sich in einem sehr kritischen Zustand befand. Da sah ich einen Lichtstrahl aus Richtung der Zimmertür. Ich glaubte, dass eine Krankenschwester hereinkäme, aber das Licht bewegte sich weiter, verharrte am Fußende des Bettes, und im Inneren des weißen Lichtscheins nahm ich sehr deutlich meinen Sohn Jean-Pierre wahr, der sieben Jahre zuvor ermordet worden war. Seine Beine konnte ich nicht sehen, aber bis zu den Oberschenkeln war er gut zu erkennen. Das weiße Licht ließ ihn ein wenig verschwommen erscheinen. Er ignorierte mich und war ganz auf meine Mutter konzentriert. Er streckte ihr voller Zärtlichkeit die Arme entgegen. In diesem Moment wusste ich, dass er gekommen war, um sie abzuholen, und brach innerlich zusammen, wie ein Gebäude, das abgerissen wird und in sich zusammenstürzt. Da umrundete er das Bett und schob sich hinter mich. Mein Nacken und mein Kopf berührten seinen Körper, das konnte ich fühlen. Er legte eine Hand auf meine linke Schulter und die andere an meinen Halsansatz und füllte mich mit Frieden, fast so, als würde er ihn mit einem Trichter in mich hineingießen. Ich faltete die Hände und bohrte mir die Fingernägel in die Handfläche, damit ich sicher sein konnte, dass ich nicht träumte. Als mein ganzes Wesen von Frieden erfüllt war, verschwand Jean-Pierre. Ich sprang auf und ging ins Badezimmer, damit ich mich im Spiegel ansehen konnte. Ich war wirklich wach, und was mir zugestoßen war, erschütterte mich tief und gab mir inneren Frieden. Ich setzte mich wieder zu meiner Mutter, sie atmete ruhig, aber ich wusste, dass sie uns verlassen würde.«

Dieser Bericht ist bemerkenswert, weil er nicht nur einen NTK benennt, sondern auch ein anderes Phänomen rund um den Tod, das als »Sterbebett-Vision« oder auch »Träume und Visionen am Lebensende« bekannt ist. Sterbebett-Visionen sind viel mehr als man es aus den Darstellungen einer Erscheinung am Fußende des Bettes kennt. Sie gehören zu dem weiteren Feld der »Erfahrungen am Lebensende« und bezeichnen eine subjektive Erfahrung, bei der bereits verstorbene Bezugspersonen von einem Sterbenden entweder im Schlaf oder im Wachzustand wahrgenommen werden, aber auch andere Phänomene beim Eintritt des Todes. »Erfahrungen am Lebensende« (ELE) umfassen Phänomene am Sterbebett, etwa Visionen, Koinzidenzen und das Bedürfnis, sich mit fremd gewordenen Familienmitgliedern zu versöhnen. Derartige Erfahrungen scheinen die Sterbenden wie auch deren Angehörige zu trösten. Unsere Interviewpartner beschrieben weitere Phänomene wie Uhren, die exakt zum Todeszeitpunkt stehenblieben, Formen, die den Körper verlassen, ein Lichtschein um den Körper herum und seltsames Verhalten bei Tieren.*

Zwei amerikanische Palliativ-Schwestern, Maggie Callanan und Patricia Kelley, haben ein Konzept erarbeitet, das Sterbebett-Visionen

* Fenwick, Peter; Lovelace, Hilary; Brayne, Sue, »Comfort for the dying: five year retrospective and one year prospective studies of end of life experiences.« In: *Geriatrics*, Volume 51, Heft 2, September–Oktober 2010, S. 173-179

in einen breiteren Kontext stellt – den des »Bewusstseins der T…nähe« –, zu dem sie als wesentlicher Bestandteil gehören. Zahlr…che Zeugenberichte und Fallserien deuten darauf hin, dass 50 bis 60% aller Menschen vor ihrem Tod irgendeine Form von »Bewusstsein der Todesnähe« erleben[*]. Callanan und Kelley präsentieren ihr Konzept, das einen bestimmten Bewusstseinszustand in der Endphase des Lebens beschreibt, in ihrem Buch »Final Gifts«[**]. Der *Wunsch nach Versöhnung* und die *Bedingungen für einen friedlichen Tod* sind weitere Komponenten dieses erweiterten Bewusstseinszustands, der sich am Lebensende einstellt. Das *Bewusstwerden des nahenden Todes*, ebenfalls ein Element des Bewusstseins am Lebensende, lässt Menschen instinktiv erkennen, dass ihr Tod nahe ist, selbst wenn ihr Gesundheitszustand nicht darauf hindeutet, dass er sehr bald eintreten wird. Diese Gewissheit erfasst sie ungefähr in den letzten zweiundsiebzig Stunden. Sterbende verwenden häufig eine symbolische Sprache, als wollten sie ihre Umgebung nicht aufregen, indem sie ihren bevorstehenden Tod klar ansprechen. Sie sagen zum Beispiel, dass sie ihren Koffer packen, ihren Reisepass finden oder ein Flugticket für eine anstehende Reise buchen müssen. Wie bei NTK ist es auch hier wichtig, dass Angehörige und Freunde beziehungsweise Ärzte und Pflegepersonal über das Phänomen des Bewusstseins der Todesnähe Bescheid wissen, damit sie dafür sorgen, dass der Sterbende die erforderliche Aufmerksamkeit erhält: »Es kann sein, dass die Patienten in symbolischer Sprache von ihrem Bewusstsein der Todesnähe sprechen, und wenn Pflegende nicht wissen, dass solche Phänomene auftreten können, werden die Patienten unter Umständen ignoriert, herablassend behandelt oder erhalten Medikamente gegen Wahnvorstellungen.«[***]

---

* Mazzarino-Willett A., »Deathbed Phenomena: Its role in peaceful death and terminal restlessness.« American Journal of Hospice Palliative Care 2010; 27(2), S. 127-133.

** Callanan, Maggie et Kelley, Patricia, »Final Gifts: Understanding the special awareness, needs, and communications of the dying«. New York/ London 2012.

*** Marks, Adam; Marchand, Lucille, »Near Death Awareness«, in: FAST FACTS AND CONCEPTS #118, Palliative Care Network of Wisconsin, 2015

Ein lange erforschtes Phänomen

Von Sterbebett-Visionen wird seit Jahrhunderten berichtet, und sie waren, anders als NTK, im Lauf der Jahre Gegenstand zahlreicher wissenschaftlicher Untersuchungen. Anfang des 20. Jahrhunderts interessierten sich Wissenschaft wie Öffentlichkeit sehr für die sogenannten »psychischen« Phänomene. Die erste systematische Untersuchung von Sterbebett-Visionen wurde von dem Physiker Sir William Barrett durchgeführt, Professor am *Royal College of Science of Ireland.* 1926 veröffentlichte er ein wegweisendes Werk mit dem Titel »Deathbed Visions*«. Er leitete aus seinen Forschungen das Ergebnis ab, dass diese Visionen nicht einfach Ausgeburten eines sterbenden Gehirns sind, sondern auftreten, wenn der Patient wach und bei klarem Verstand ist. Außerdem stellte Barrett mehrere Fälle vor, in denen das medizinische Personal oder Angehörige im selben Raum waren und die Visionen der Patienten miterlebten.** Sir William Barrett war 1882 die treibende Kraft hinter der Gründung der bis heute sehr renommierten *Society for Psychical Research (SPR).* 1884 gründete er die *American Society for Psychical Research.*

Jahre später untersuchten Erlendur Haraldsson, emeritierter Professor an der Universität Island, und der lettische Parapsychologe Karlis Osis über mehrere Jahrzehnte hinweg ebenfalls Sterbebett-Visionen. 1977 veröffentlichten sie ein bahnbrechendes Werk mit dem Titel *Der Tod – ein neuer Anfang. Visionen und Erfahrungen an der Schwelle des Seins****, in dem sie ihre Forschungen zu Sterbebett-Visionen in den USA und Indien vorstellten. Sterbebett-Visionen, folgerten sie, stehen eher in Einklang mit der Hypothese einer »Übergangserfahrung« als mit der »Auslöschungshypothese«.

In jüngerer Zeit, im Jahr 2006, wurden die Ergebnisse eines Pilotprojekts zu Erfahrungen am Lebensende veröffentlicht, die Peter

---

* Barrett, William, »Deathbed Visions«. London 1926

** Barrett, William F., »Deathbed Visions: How the Dead Talk to the Dying«. Guildford 2011 (Neuauflage), S. 37-38

*** Haraldsson, E. und Osis, K., »Der Tod – ein neuer Anfang. Visionen und Erfahrungen an der Schwelle des Seins«. Freiburg 1979 (Originaltitel: »At the Hour of Death«, London 1977)

Fenwick und andere Wissenschaftler des Psychiatrischen Instituts am Londoner Kings College publizierten, und an denen ein Palliativ-Team des *Camden Primary Care Trust* beteiligt war. Dabei stellte sich heraus, dass der Tod ein Übergangsprozess ist, der sich durch verschiedene Phänomene andeutet, darunter Visionen, die die Sterbenden trösten und sie seelisch auf den Tod vorbereiten. Aus dem Pilotprojekt geht auch hervor, dass die Patienten ihre Sterbebett-Visionen gewöhnlich als einen natürlichen Bestandteil ihres Sterbeprozesses empfinden und in Anwesenheit ihrer »unsichtbaren Besucher« ruhiger werden. Sterbebett-Visionen, so zeigte das Pilotprojekt, werden nicht durch Krankheiten oder Medikamente hervorgerufen. Patienten sprechen lieber mit Krankenschwestern und Pflegern über sie als mit Ärzten. Außerdem vermuten die Wissenschaftler, dass die Sterbenden generell nicht unbedingt gern über ihre Visionen sprechen, weil sie befürchten, nicht ernst genommen zu werden, sich zu blamieren, ihre Angehörigen zu beunruhigen oder auch, weil das Phänomen in der Öffentlichkeit zu wenig bekannt ist.[*]

In einem Artikel von 2010 erklären Fenwick und Brayne: »...unsere Forschungen zu Erfahrungen am Lebensende (ELE) legen nahe, dass Sterbebett-Visionen und Sterbebett- Koinzidenzen nicht ungewöhnlich sind und der Sterbeprozess offenbar ein instinktives Bedürfnis nach spiritueller Anbindung und Bedeutung beinhaltet, was ein mitfühlendes Verständnis und Respekt von den Personen erfordert, die für den Sterbenden am Lebenende sorgen.«[**] Eine ausgezeichnete Erläuterung der ELE und insbesondere der Sterbebett-Visionen und ihrer positiven Auswirkungen auf die Sterbenden findet sich in dem Buch *The Art of Dying* von Peter and Elizabeth Fenwick.[***]

---

* Brayne, Sue; Farnham, Chris; Fenwick, Peter, (2006) »An understanding of the occurrence of deathbed phenomena and its effect on palliative care clinicians.« in: *American Journal of Hospice and Palliative Care*, Jan-Feb 23, 2006 (1), S. 17-24

** Fenwick, Peter; Brayne, Sue, »End-of-life Experiences: Reaching Out for Compassion, Communication, and Connection-Meaning of Deathbed Visions and Coincidences«, in: *American Journal of Hospice and Palliative Medicine* 2010 (PubMed https://doi.org/10.1177/1049909110374301)

*** Fenwick, Peter & Elizabeth, The Art of dying: A Journey to Elsewhere, London 2008

Was sind Sterbebett-Visionen und wie wirken sie sich auf die Sterbenden aus?

Wie aus den bisher gesammelten Daten hervorgeht, nehmen Menschen kurz vor dem Tod häufig ihnen nahestehende Verstorbene wahr und kommunizieren telepathisch mit ihnen. Ähnlich wie bei NTK erscheinen gewöhnlich verstorbene Partner und Partnerinnen, Angehörige und Freunde, mit denen die Sterbenden zu Lebzeiten eine starke emotionale Verbindung hatten. Gelegentlich ist die Gestalt von einem Lichtschein umgeben.

Manchmal sind religiöse oder mystische Wesen Gegenstand der Visionen. Sie entsprechen den jeweiligen Glaubensvorstellungen und Überzeugungen der Sterbenden. Seltener sind Visionen paradiesischer Umgebungen, beschrieben als wunderbare Landschaften, wie wir sie von der Erde kennen.

Diese Visionen treten meist wiederholt auf und begleiten die Betroffenen in ihrem Sterbeprozess, vor allem in den Stunden und Tagen vor ihrem Tod.

Wie die Gesunden bei ihren NTK zweifeln auch die Sterbenden die Echtheit der Erscheinungen nicht an. So unterschiedlich sie selbst, ihre Glaubensvorstellungen und ihre persönliche Biografie auch sein mögen, so erstaunlich homogen ist die Bedeutung, die sie ihren Erlebnissen zuweisen. Ihrer Ansicht nach haben diese Erscheinungen die Aufgabe, sie an der Schwelle des Todes zu empfangen und in die unsichtbare Welt zu geleiten. Unbefangen und freudig begrüßen sie die Wesenheiten und beschreiben sie ihrer Umgebung, weil sie wissen, dass nur sie selbst sie wahrnehmen können. Sie sind weder erstaunt noch verängstigt, wenn ihnen ein verstorbener Angehöriger erscheint und mit ihnen spricht, und sie erklären sich die Absicht der Erscheinung in aller Schlichtheit: »Sieh an, Michael ist hier, er kommt mich abholen.«

Sterbebett-Visionen haben eine spirituelle Dimension, die über die flüchtige Erscheinung verstorbener Bezugspersonen weit hinausgeht. Sie sorgen für einen existenziellen Trost und eine Gewissheit, die in wenigen Sekunden Befürchtungen hinwegfegt, die womöglich ein

Leben lang gehegt wurden. Bei den Visionen findet offensichtlich eine Wissensübertragung statt, die die Sterbenden auf der Stelle und vollständig von ihrer Angst vor dem Tod befreit. Die Angstzustände und Unruhe, die oft im Sterbeprozess zu, beobachten sind, lösen sich augenblicklich auf. Eine Art Gelassenheit oder gar Vorfreude überkommen den Sterbenden, was wenige Sekunden zuvor noch undenkbar gewesen wäre. Die Wirkung der Visionen ist außerordentlich stark, direkt und befreiend. Es handelt sich hier um eine tiefgehende psychische Transformation. Nach den Visionen sind die Menschen bereit zu sterben und vielleicht zu einer geheimnisvollen Reise aufzubrechen.

Um auf den zuletzt zitierten Zeugenbericht zurückzukommen: Wir wissen natürlich nicht, ob die sterbende Mutter unserer Teilnehmerin ihren Enkelsohn wahrnahm, aber es entsteht der Eindruck, dass Jean-Pierre »seine Großmutter abholen« und gleichzeitig seine Mutter trösten wollte.

Auch eine andere Teilnehmerin hatte einen NTK, der offenbar zeitlich mit einer Sterbebett-Vision zusammenfiel, die ihre Mutter kurz vor ihrem Tod erlebte. In ihrem Bericht erkennt man sehr gut das wesentliche Element der Sterbebett-Visionen – das ebenfalls das wichtigste Element der NTK ist –, nämlich die *Gefühle*, die bei diesen Erfahrungen eine so große Rolle spielen. Die Wahrnehmungen – in diesem Fall visueller Natur – sind nur das Medium für die Essenz dieser Erfahrungen – ein Gefühl grenzenloser und bedingungsloser Liebe, reiner Freude und tiefsten Wohlbefindens, aber auch ein vertrauensvoller Blick auf das Kommende:

»Dieser spezielle NTK fand im Juli 2007 statt, als meine Mutter mit siebenundsiebzig Jahren starb. Sie war schon einige Zeit körperlich und mental in einem schlechten Zustand gewesen und nach einem Sturz ins […] Krankenhaus eingeliefert worden. Sie war nur ein paar Tage dort und schien sich anfangs gut zu erholen, denn ihre Stimmung besserte sich, aber ich glaube, das war nur ihre Art, sich auf das Sterben vorzubereiten, denn die letzten Gespräche mit ihr klangen alle wie ein herzliches, fröhliches Abschiednehmen. Dann verschlechterte sich ihr Zustand rapide, es kam zum Organversagen und sie wurde an ein Beatmungsgerät angeschlossen. Am nächsten Tag kamen mein Bruder und ich überein, die Apparate abzuschalten, und wachten mehrere Stunden an ihrem Bett, um bis zum Ende bei ihr zu bleiben. Das sah ungefähr so aus: Wir befanden uns in einem Krankenhauszimmer mit sechs Betten, drei auf jeder Seite. Mama lag im mittleren Bett auf der rechten Seite, die anderen Betten waren leer. Mein Bruder saß auf einem Stuhl links am Fußende ihres Bettes, ich auf einem Stuhl rechts am Fußende. Rechts vom Bett und hinter meinem Rücken war ein Vorhang, aber nicht auf der Seite meines Bruders, weil sich dort ein großes, helles Fenster befand. Auch das Zimmer selbst war gut beleuchtet. Irgendwann am Nachmittag fand mein Bruder plötzlich, dass meine Mutter mehr Schmerzmittel bräuchte, obwohl sie nicht bei Bewusstsein war. Sobald er den Raum verlassen hatte, merkte ich, dass mehreren Wesen um mich herum erschienen. Das passierte innerhalb von Sekunden. Sie schienen sich hinter mir zu materialisieren und versammelten sich dann als Gruppe seitlich rechts von mir. Sie schienen meine Mutter zu betrachten. Ich sah (oder spürte?) die undeutlichen Umrisse von vielleicht sechs oder sieben Personen unterschiedlicher Größe, am deutlichsten die Köpfe und Schultern. Unterhalt der Knie konnte ich nichts erkennen, deshalb nehme ich an, dass sie gewissermaßen in der Luft schwebten, aber auf der richtigen Höhe über dem Boden. Sie wirkten wie Schatten, aber es waren keine. Sie hatten keine richtige Substanz, aber sie hoben sich dreidimensional von dem Vorhang ab. In ihrer Form ähnelten sie Menschen, aber sonst konnte man keine Einzelheiten erkennen. Während sich diese Wesen versammelten, passierte etwas ganz Unglaubliches – eine kraftvolle Wesenheit bewegte sich auf mich zu, und auf einmal fühlte ich mich von einem ganz wundervollen, schönen, umfassenden Gefühl von Liebe, Frieden und Trost umhüllt, das ich nie vergessen werde! Diese virtuelle Umarmung strahlte so viel Liebe, Positivität, Hoffnung, Wärme, Wohlbehagen aus ..., kaum mit Worten zu beschreiben. Ich fing an zu schluchzen, weil mich ein Gefühl von Euphorie schier überwältigte, und dann wurde ich traurig, weil ich begriff, dass es für meine Mutter wohl Zeit zu gehen war. Als die wunderschöne Wesenheit und die anderen näher zu meiner Mutter rückten, nahm ich ganz schwach wahr, wie ihr Geist/Bewusstsein ihren Körper verließ, während sie auf dem Rücken lag, und dann, kurz darauf, waren alle fort. Mir kam es vor, als würden sie verschmelzen und sich auflösen und vorne rechts von mir nach oben hin verschwinden. Ich war allein, das Zimmer fühlte sich leer an, und ich empfand eine seltsame Mischung aus Glück und Trauer. Ich war betroffen, wie sehr sich ihr ganzes Erscheinungsbild verändert hatte. Da verstand ich den Unterschied zwischen einem lebendigen Körper und einer leeren, toten Hülle. Ich kann mich an keine Geräusche, Gerüche oder körperliche Berührungen während des NTK erinnern. Nur diese eine Wesenheit hat sich mit mir verbunden, die Aufmerksamkeit der anderen war auf meine Mutter gerichtet. Ich weiß nicht, wie lange das Ganze dauerte, sicher nicht mehr als ein paar Minuten, und ich saß die ganze Zeit auf meinem Stuhl. Kaum waren sie fort, kam mein Bruder zurück. Ich erzählte ihm, was passiert war, und er staunte nicht schlecht, war aber natürlich traurig und ziemlich enttäuscht, dass ihm dieses außerordentliche Erlebnis entgangen war. Obwohl es wirklich eine merkwürdige, unerwartete Erfahrung war, empfand ich keine Angst oder Bedrohung, ich war nur sehr aufmerksam. Die Euphorie ist das, woran ich mich am besten erinnere, und wenn meine Mutter beim Sterben so etwas auch fühlte und ihr die Gesichter der Erscheinungen bekannt waren (vielleicht ihre Eltern, Schwestern, Sohn, mein Vater), die sie willkommen hießen und begrüßten, dann freue ich mich sehr für sie. Ich habe oft von Menschen gehört, die bei einem Nahtoderlebnis verstorbene Angehörige gesehen haben und Glücksgefühle hatten. Ich fühle mich privilegiert, wenn ich mir klar mache, dass ich so etwas aus einer anderen Perspektive erlebt habe.«

Mit diesem Bericht möchte ich den Einschub zum Thema Wechselbeziehung zwischen NTK und Sterbebett-Visionen beenden.

. . .

Durch ergänzende Fragestellungen konnten wir noch mehr über visuelle NTK herausfinden.

Scheinen die Verstorbenen das gleiche Alter zu haben wie bei ihrem Tod?

- Dasselbe Alter: 52%
- Jünger: 32%
- Älter: 1%
- Unsicher: 16%

Manchmal werden die Verstorbenen in der Blüte ihrer Jahre und bei bester Gesundheit wahrgenommen, unabhängig davon, wie alt sie bei ihrem Tod waren und wie sehr sie möglicherweise von einer Krankheit gezeichnet waren. Vielleicht zeigten sie sich absichtlich wie in vergangenen, glücklichen und sorgloseren Zeiten, noch unbehelligt von Alter und Krankheit. Dies stünde ihnen frei, sofern sie sich den Lebenden in einer Erscheinungsform ihrer Wahl präsentieren können.

Häufig kommt es vor, dass Hinterbliebene den geliebten Menschen zum letzten Mal bei seinem Tod oder später, bei seiner Beerdigung, sehen. So bleiben traurige Bilder zurück. Visuelle NTK können dabei helfen, diese letzte bedrückende Erinnerung durch ein neues, schönes und wohltuendes Bild zu ersetzen.

Die Daten, die wir erhoben haben, stützen diese Hypothese. Etwas mehr als die Hälfte der Befragten erklärte, dass der verstorbene Angehörige oder Freund anders aussah als zum Zeitpunkt seines Todes.

- **Anderes Aussehen: 55%**
- **Dasselbe Aussehen: 18%**
- **Unsicher: 7%**
- **Anderes: 20%**

»Mein Vater sah jünger aus (um die fünfzig) und hatte blauschwarzes Haar, obwohl er bei seinem Tod schon ganz weiß war. Außerdem hatte er breite Schultern, gut proportioniert. Er hatte ein schönes Gesicht, so als wäre er von allen Schmerzen befreit…«

»Sie war es, aber viel jünger und ohne ihre Krankheit.«

»Ich sah meine Großmutter so wie früher, als es ihr noch gut ging. Mindestens fünf, sechs Jahre vor ihrem Tod.«

»Sein Gesicht sah aus wie kurz vor seiner Ermordung (er starb durch eine Kugel in den Kopf).«

»Er war gut erkennbar, aber jung und kerngesund (als er starb, war er alt).«

»Am Abend des Tages, an dem mein Großvater starb, lag ich im Bett und war gerade am Einschlafen, als er über mir erschien, parallel zu meinem Körper. Entweder trug er ein Leichenhemd oder er war von einem makellosen weißen Licht umgeben. Worüber ich im Nachhinein sehr staunte, war sein Gesicht. Es war jung, er kam mir vor wie ungefähr vierzig. Er war sehr schön und blickte mir tief in die Augen. Ich hörte im Geist, dass ich nicht traurig sein solle, weil er sehr glücklich sei. Ich hatte den Eindruck, er war im Paradies.«

Wie gelang es den Empfängern, die Erscheinung zu identifizieren? Man könnte vermuten, dass sich die Verstorbenen in einer Form materialisieren, die es ihren Angehörigen erlaubt, sie möglichst leicht zu identifizieren, zum Beispiel indem sie ihre Lieblingskleidung tragen oder sich auf typische Weise verhalten. Das traf in der Mehrheit der Fälle auch tatsächlich zu:

- **76% der Befragten erkannten den oder die Verstorbene sofort, 7% waren sich unsicher und 17% erkannten die Person nicht gleich.**

Der folgende Bericht illustriert diese Ergebnisse sehr eindrücklich:

»Als ich einige Monate nach dem Tod meines Mannes das Schmuckgeschäft verließ, in dem ich arbeitete, sah ich auf einmal von Weitem meinen Mann. Er kam auf der Straße mit seinen gewohnt langsamen Schritten auf mich zu, ich erkannte seine hohe, schmale Gestalt (1,93 Meter). Ich wusste augenblicklich, dass er es war, denn wir waren fünfunddreißig Jahre verheiratet. Als ich ihn mir dann genauer ansah, fiel mir auf, dass er seinen Mantel wie üblich so trug, dass er die Hände frei hatte. Er faltete nämlich üblicherweise den Mantel zusammen und warf ihn sich über die linke Schulter ... Ich kannte niemanden sonst, der so etwas machte. Dieses Detail hat mich zutiefst aufgewühlt ... ich war fassungslos ... Gemächlich betrat er eine Modeboutique für Damen ... In diesem Moment wollte ich einfach Gewissheit haben, ich rannte die kurze Strecke zur Boutique und trat ein. Im Laden waren zwei Kundinnen und zwei Verkäuferinnen, die mir versicherten, dass sie keinen großen Mann mit einem Mantel über der Schulter gesehen hätten! Der Mantel ist ein wichtiges Detail in dieser Geschichte. Mein Mann hatte diese etwas merkwürdige Angewohnheit, die er im Winter in Frankreich, in Annecy, wo wir wohnten, angenommen hatte. Aber dann gingen wir aus Frankreich weg und zogen nach

Florida. Mein Mann starb acht Jahre nach unserer Umsiedelung in die Vereinigten Staaten. In unserer Kleinstadt in Florida brauchte man natürlich keinen Mantel, das Wetter war das ganze Jahr über schön!«

Beginn und Ende visueller NTK

Erscheinungen können in unterschiedlicher Form *beginnen*:

- Der Empfänger erwacht nachts durch eine Erscheinung, die vor ihm auftaucht, zum Beispiel am Fußende des Bettes, oder er wird durch sie geweckt.
- Die Erscheinung ist bereits vorhanden, wenn der Empfänger aufwacht und sie plötzlich bemerkt.
- Die Erscheinung ist in Bewegung und gerät in das Gesichtsfeld des Empfängers (so öffnet sich z.B. eine Tür und die Erscheinung kommt ins Zimmer und bewegt sich darin).
- Die Erscheinung materialisiert sich schnell oder allmählich vor den Augen des Empfängers. Manchmal wird sie als eine Art Nebel wahrgenommen, der mit einem Mal eine Form annimmt und erkennbar wird.

Das *Ende* einer Erscheinung geschieht abrupter als das Auftauchen. Die Empfänger verwenden dafür Verben wie ›sich verflüchtigen‹, ›schlagartig verschwinden‹, ›sich in Luft auflösen‹, ›sich entmaterialisieren‹, ›verblassen‹, ›verlöschen‹. Es genügt, dass sie für Sekundenbruchteile die Augen schließen oder den Blick abwenden, und die Erscheinung ist verschwunden. Wenn unbekannte Personen wahrgenommen wurden, hielten die Empfänger sie häufig für Menschen aus Fleisch und Blut, bis deren blitzschnelles Verschwinden ihnen bewusst machte, dass es sich in Wahrheit um eine Erscheinung gehandelt hatte.

Wir stellten den Teilnehmerinnen und Teilnehmern die Frage, auf welche Weise die verstorbene Person ihnen erschien. Eine Mehrheit gab an, dass der Verstorbene bereits da war, als sie ihn wahrnahmen, eine Minderheit konnte sehen, wie sich der Verstorbene vor ihren Augen materialisierte.

- **Bei 60% war die Erscheinung bereits vorhanden, als sie sie bemerkten, 29% sahen, wie sie sich materialisierte, und 12% waren sich unsicher.**

Nach wenigen Sekunden oder Minuten verblassen die Erscheinungen. Wir fragten die Betroffenen, auf welche Weise die Verstorbenen verschwunden sind.

- Die Erscheinung verblasste allmählich: 14%
- Die Erscheinung verschwand übergangslos: 28%
- Die Erscheinung war nicht mehr da, nachdem ich geblinzelt hatte: 18%
- Unsicher: 11%
- Andere: 29%

»Ich wandte den Blick ab, als ich ihn bemerkte, und als ich wieder in seine Richtung sah, war er verschwunden.«

»Ich sah nicht, wie er verschwand, weil ich mich umgedreht hatte. Ich wusste, dass er mir einen Todesfall in der Familie ankündigen wollte.«

»Er war nicht mehr da, als ich in die Richtung blickte, wo er anfangs zu sehen war. Ich hatte auch Angst bekommen und ihn gebeten, nicht mehr zu erscheinen.«

»Als ich aus dem Zimmer ging, war der Verstorbene noch darin.«

»Mein Großvater löste sich nach und nach auf und verwandelte sich in einen weißen Dunst.«

»Eines Nachts, auf den Tag genau fünf Monate nach dem Hinscheiden meines Vaters (am Vorabend meines Namenstags), als ich wach war, aber die Augen geschlossen hatte, spürte ich eine Wesenheit und öffnete die Augen. Mein Vater, der wie ein Hologramm wirkte, stand neben meinem Mann und beobachtete uns. Er wirkte sehr ruhig. Durch den Schock, den mir sein Anblick versetzte, fuhr ich hoch, weil ich mit ihm reden wollte. Das hatte zur Folge, dass er ›verschwand‹, aber langsam, nach und nach.«

Genau wie bei taktilen NTK geben manche Empfänger eines visuellen NTK zu Protokoll, dass sie den Verstorbenen berühren konnten und einen Widerstand oder eine Art Materie spürten.

»Ich fühlte ihre Hand, so wie sie sich zu ihren Lebzeiten anfühlte: Ihre Sanftheit, ihre Wärme, die zarte Haut und … die Liebe, die von ihr ausstrahlte.«

»Kurz nach seinem Tod, beim ersten Mal, hielt er mich an den Armen, weil er nicht glauben wollte, dass er tot war. Ich war schockiert über seine Erscheinung und den physischen Kontakt. Ich versuchte, mich aus seinem Griff zu befreien, aber es gelang mir nicht, er hielt mich fest.«

»Sie war es, die mich anfasste, die Initiative ging von ihr aus, und ich weiß noch, dass es sich anfühlte, als sei sie eine Person aus Fleisch und Blut. Was nicht mit ihrem Anblick übereinstimmte, nämlich weiß, aber auch ›durchsichtig‹, und deshalb verwundert mich diese körperliche Berührung im Nachhinein. Damals erschien sie mir sehr wirklich.«

»Ich spürte seinen stofflichen Körper hinter mir, ich fühlte die Berührung und Wärme seiner Hände, aber ich habe nicht versucht, ihn anzufassen, ich war zu aufgewühlt.«

»Ich wollte ihn berühren, aber ich konnte es nicht, es war, als wären wir durch eine unsichtbare Barriere, einen Schleier, getrennt, der mich daran hinderte, ihn zu berühren.«

Hatten die Empfänger den Eindruck, der Verstorbene wolle ihnen eine Nachricht übermitteln? Tatsächlich war dies bei den meisten der Befragten der Fall. Wieder einmal können wir feststellen, dass die Botschaft – die übermittelte Information – ein wesentlicher Bestandteil von NTK ist, unabhängig von der Art und Weise ihres Auftretens.

- **An 80% übermittelte die Erscheinung eine Botschaft, 9% waren sich unsicher und 12% erhielten keine Botschaft.**

Auf welche Weise wurde die Botschaft übermittelt?

- Durch vernehmbare Worte: 26%
- Durch Telepathie: 37%
- Durch den Gesichtsausdruck: 16%
- Unsicher: 7%
- Andere: 13%

»Es geschah zum einen durch Telepathie, zum anderen durch seinen Gesichtsausdruck. Als ich ihn sah, lag auf seinem Gesicht ein wunderbares Lächeln. Es dauerte ein Weilchen, bis ich merkte, dass ich Worte empfing, obwohl sich seine Lippen nicht bewegten.«

»Da waren die Worte ›Ich liebe dich‹, die alles ausdrückten, und auf dem Gesicht ein Ausdruck tiefer Liebe.«

»Er sprach mit mir, ich konnte jedes Wort deutlich hören, aber die Worte wurden mitgeteilt, ohne dass er den Mund aufmachte.«

»Er sagte zu mir: ›Mach dir keine Sorgen um mich, Mama ist mich holen gekommen, mir geht es gut, lebe du dein Leben weiter.‹«

»Zwei Stunden, nachdem ich erfahren hatte, dass mein 21-jähriger Sohn bei einem Arbeitsunfall ums Leben gekommen war, sah ich ihn in einer Ecke meines Zimmers. Er sagte: ›Ich liebe dich, Mama. Mama, ich liebe dich.‹ Er wirkte auf mich ein wenig panisch, weil er ununterbrochen wiederholte: ›Ich liebe dich, Mama‹ und sich leicht vorbeugte, als wolle er sichergehen, dass ich ihn verstehe, denn ich stand ja unter Schock, und es war denkbar, dass ich dieser Vision keine Aufmerksamkeit schenken und sie für ein Phantasiegebilde halten würde.«

Eine Teilnehmerin beschrieb die Art und Weise, wie sie ihre Botschaft erhielt, besonders präzise:

»Es waren Worte, die jedoch irgendwie durch mein Gehirn gefiltert wurden, denn ich musste laufend ›Impressionen‹ in Worte übersetzen. Aber ja, es war für mich klar und deutlich, wenn auch schwer zu beschreiben.«

Einen Geruch wahrnehmen

- **28% nahmen einen für den Verstorbenen charakteristischen Geruch wahr.**

276 Personen aus unserer Teilnehmergruppe erlebten einen olfaktorischen NTK, bei dem sie einen Geruch wahrnahmen, den sie mit einem ihnen nahestehenden Verstorbenen in Verbindung brachten.

Olfaktorischer NTK	Männer	Frauen	Angaben auf Französisch	Angaben auf Englisch	Angaben auf Spanisch
Ja	23%	29%	30%	26%	29%
Nein	77%	71%	70%	74%	71%

Der folgende Bericht schildert einen solchen NTK mit Geruchsempfindung:

> »Wie so oft in Momenten der Niedergeschlagenheit, sitze ich zu Hause und spreche mit meinem Freund, dessen Fotografie ich dabei vor mir liegen habe. Irgendwann gebe ich mir einen Ruck und setze meine normalen Tätigkeiten fort, ohne weiter an meinen Freund zu denken. Ungefähr eine halbe Stunde später gehe ich auf dem Balkon an einem Stuhl vorbei, auf dem er immer gerne saß, und mir steigt ein sehr, sehr starker Alkoholgeruch in die Nase! Mein Freund war Alkoholiker. Ich blicke mich aufmerksam nach allen Richtungen um, aber da ist niemand. Der Geruch hat sich nur wenige Sekunden gehalten, aber danach erfüllte mich ein Gefühl von Wohlbehagen, Zärtlichkeit und Frieden. Es war wirklich beeindruckend, ich werde das nie vergessen. Es ging mir ausgesprochen gut.«

Dies ist ein weiteres Beispiel dafür, dass die Ausdrucksmittel bei einem NTK – in diesem Fall des Alkoholgeruchs – nur ›Träger‹ für die eigenen oder, wie zu vermuten, die vom Verstorbenen übertragenen *Emotionen* sind. In anderen Worten: Die Botschaft ist ein Bestandteil des Kontakts. Wir wissen jedoch nicht, ob der Verstorbene seinen eigenen Geisteszustand vermittelte – ein Gefühl von Wohlbehagen, Zärtlichkeit und Frieden – oder ob der Kontakt diese Gefühle bei der Teilnehmerin auslöste.

Die Gerüche, die wahrgenommen werden, assoziieren die Welt der verstorbenen Person, so wie sie zu Lebzeiten war. Nicht selten erinnern sie an deren frühere Aktivitäten oder Vorlieben. So fangen die Kontaktierten zuweilen einen Duft auf, der sie im Nu gedanklich in die Küche der Verstorbenen versetzt, die gerade ihren berühmten Apfelkuchen bäckt, oder sie wähnen sich ins Klinikzimmer des Großvaters versetzt, in dem dieser seine letzten Lebenswochen verbracht hat.

Die am häufigsten erwähnten Düfte sind Parfüms, Rasierwasser und charakteristische Körpergerüche, aber das Spektrum der Geruchsempfindungen ist breit. Es kann sich um Blumen handeln, aber auch um Nahrungsmittel, Getränke, Tabak oder anderes. Die Düfte treten ganz plötzlich, ohne erkennbaren Grund und Zusammenhang, auf, in Innenräumen oder im Freien und ohne dass eine Geruchsquelle entdeckt wird. Nach ein paar Sekunden oder maximal Minuten verfliegt der Geruch dann wieder.

Hier einige Beispiele von Geruchswahrnehmungen:

»Es roch nach der Pfeife meines Vaters.«

»Mein Vater war Zimmermann = der Geruch von Sägemehl.«

»Es roch wie im Krankenhaus.«

»Mein Lebenspartner war seit vier Monaten tot. Als ich eines Abends mit einer Freundin im Kino saß, hatte ich plötzlich den Geruch meines Partners in der Nase. Gar kein Zweifel! Es roch nach ihm ... In diesem Moment kam es mir vor, als würde er neben mir sitzen, so stark war sein Geruch.«

»Ein paar Tage nach dem Tod meines Sohnes nahm ich seinen Geruch in meiner Nähe wahr, der mich einzuhüllen schien.«

»Kurz nach dem Tod eines mir nahestehenden Menschen ging ich in mein Zimmer, und dort hing sein Geruch. Ich dachte sofort an ihn. Einige Stunden später ging ich wieder in dieses Zimmer, und der Geruch war nicht mehr da.«

»Mein Vater war Imker. Bei seinem Tod gab es große Probleme mit dem ererbten Familienbesitz. Ich kümmerte mich um die Probleme, damit wir das Gebäude zum Verkauf anbieten konnten. In der Nacht nach dem Abschluss des Verkaufs weckte mich ein stechender Geruch. Als ich ganz wach war, konnte ich den Geruch identifizieren: So roch es immer in dem Raum, in dem mein Vater seinen Honig herstellte – der Duft von Bienenwachs, den ich liebe. In meiner Wohnung gab es weder eine Kerze noch Bohnerwachs für die Möbel noch irgendetwas sonst, das so hätte riechen können.«

Die olfaktorischen NTK, die in dem folgenden Bericht beschrieben werden, dauerten ungewöhnlich lange und traten mit bemerkenswerter Häufigkeit auf. Ging es darum, dass die Witwe sie »erkannte«, damit sie schließlich aufhören konnten?

»Mein Vater liebte Kaffee, aber zu seinen Lebzeiten durfte er keinen trinken, da er ein Leberleiden hatte. Nach seinem Tod hing neun Monate lang ein- bis zweimal wöchentlich früh morgens (zwischen 5 und 6 Uhr) der Geruch nach frisch aufgebrühtem Kaffee in der Luft. Über eine Stunde lang. Ich nahm an, dass meine Mutter, die unten schlief, ihn auch roch und auch wusste, dass es ›Papa war, der seinen Kaffee aufbrüht‹. Aber erst nach neun Monaten sagte ich einmal zu meiner Mutter, als ich sie wecken ging: ›Hast du das gerochen? Papa ist diese Nacht wiedergekommen und hat Kaffee gemacht!‹ Mama war sehr überrascht. Sie sagte: ›Ja, den Geruch habe ich wohl wahrgenommen, aber ich wusste nicht recht, was es ist. Jetzt, wo du von Kaffee sprichst …

Ja, es stimmt! Ja, es ist Papa!‹ Nachdem Mama das verstanden hatte, ist es nie wieder vorgekommen.«

Der nächste Bericht ist bemerkenswert wegen der uneindeutigen Identifizierung des Verstorbenen:

»Ich saß allein in einem U-Bahn-Waggon, als ein Mann zustieg, der meinem verstorbenen Vater ähnelte. Im Wagen waren viele Plätze frei, und ich fand es merkwürdig, dass er sich ausgerechnet mir gegenübersetzte. Beim Eintreten brachte er einen starken Geruch mit, bei dem mir das Krankenhaus einfiel, in dem mein Vater gestorben war. Er ähnelte meinem Vater sehr stark: dieselbe Kleidung, dieselbe Haltung.«

In der folgenden Geschichte nahm die Teilnehmerin als Einzige den olfaktorischen Kontakt wahr, obwohl sie sich in Gesellschaft anderer Personen befand:

»Mama starb am 8. November. Im Dezember ließen meine Schwester und ich eine Platte mit ihrem Namen anfertigen, die wir auf ihr Grab legen wollten. Meine Schwester holte die Platte ab, und wir packten sie bei meinem Vater zu Hause aus, wobei wir alle drei sehr aufgewühlt waren. In dem Moment, als ich die Platte auspackte, roch ich plötzlich Mamas Duft. Da wusste ich, dass sie bei uns dreien war. Weder mein Vater noch meine Schwestern haben Mamas Parfüm gerochen, das Parfüm, das sie trug, als sie in meinen Armen starb.«

Der nächste Vorfall wurde von der Betroffenen in einer furchterregenden Situation als Unterstützung erlebt:

»Nach einer Sitzung kehre ich mit dem Auto nach Hause zurück. Ich fahre nicht gerne nachts Auto, es macht mir Angst.

Plötzlich habe ich das Gefühl, dass auf dem Beifahrersitz neben mir jemand ist, ich rieche Zigarettenrauch (ich habe das Auto seit elf Jahren, und niemand hat je darin geraucht), und kurz darauf kommt es mir so vor, als nähme mich jemand in die Arme. Darauf folgt ein Energieschub, der mir hilft, allein durch die Nacht zu fahren, weil ich überzeugt bin, dass Mama bei mir im Auto sitzt.«

Ein Großteil der Befragten war der Ansicht, dass die verstorbene Person ihnen mithilfe des Geruchs eine Botschaft übermittelt hat.

- **60% nahmen eine Botschaft wahr, 21% waren sich unsicher und 20% erhielten keine Botschaft.**

Als Beispiele für Botschaften im Zusammenhang mit olfaktorischen NTK könnte man solche Aussagen nennen:

»Ich bin nahe bei dir, ich liebe dich.«

»Ich hatte den Eindruck, dass er mir sagte, er sei hier, bei uns, und glücklich.«

»Als Zeichen für mich, dass er immer da war und es nach dem Tod noch etwas gibt.«

»Ich bleibe bei dir, weil ich dir helfen will, dein Leben weiterzuleben.«

NTK im Schlaf

- **62% erlebten einen NTK im Schlaf.**

618 Teilnehmerinnen und Teilnehmer hatten einen NTK im Schlaf, beim Einschlafen oder Erwachen.

NTK im Schlaf	Männer	Frauen	Angaben auf Französisch	Angaben auf Englisch	Angaben auf Spanisch
Ja	52%	64%	58%	63%	72%
Nein	48%	36%	42%	37%	28%

Es gibt drei Arten von NTK im Schlaf:

1. Die Kontakte treten auf, während die Empfänger schlafen, aber sie unterscheiden sich deutlich von gewöhnlichen Träumen.
2. Die Kontakte treten beim Einschlafen auf, während des hypnagogischen Zustands*, wie ihn die Wissenschaft nennt, oder beim Erwachen, während der hypnopompen Phase**.
3. Die Kontakte wecken den Empfänger. Danach lässt sich der Kontakt einer der bekannten Kategorien zuordnen: NTK mit Gegenwartsempfinden, taktiler, visueller, auditiver oder olfaktorischer NTK. Über die Hälfte (52%) unserer Befragten wurden durch ihren NTK geweckt.

Die beiden folgenden Kontakte haben sich im Schlaf ereignet:

* Der hypnagogische Zustand ist ein spezieller Bewusstseinszustand zwischen Wachen und Schlafen, der in der ersten Schlafphase, dem Einschlafen, eintritt.

** Der hypnopompische (oder hypnopompe) Zustand ist ein Bewusstseinszustand, der im Moment des Erwachens vorkommt; der Begriff wurde von dem Gelehrten Frederic Myers eingeführt. Das Gegenteil ist der hypnagogische Zustand, der beim Einschlafen eintritt. Die beiden Zustände werden oft verwechseln, sind aber keineswegs identisch.

»Ich befinde mich in einem dunklen Zimmer, neben einem langen Möbelstück aus Holz. Ich drehe im Stehen den Kopf nach rechts, wo ich durch eine Art Nebel hindurch eine Tür erkenne. Da sehe ich eine schmale Gestalt. Zunächst erahne ich nur den Umriss einer menschlichen Figur, sie ist verschwommen und sehr weit entfernt, doch je näher sie kommt, desto größer wird sie. Ich mache mir Gedanken über die etwas altmodische wellige Frisur (sie erinnert mich an ein Foto), die schwarzen Haare, die weite dunkelgraue Hose und das Hemd, das über der Hose hängt. Die Gestalt, die ich zunächst verschwommen aus der Ferne wahrgenommen habe, nähert sich mir mit elastischen Schritten, und da sage ich, in dem Glauben, es handele sich um meinen Freund: ›Wie ähnlich du meinem Vater siehst, ich dachte, du wärst mein Vater!‹ Er kommt noch näher, legt die Arme um mich, drückt mich an sich, so dass ich die Umarmung spüren kann, und sagt zu mir: ›Ich liebe dich‹. Es war mein Vater, zweieinhalb Jahre nach seinem Tod.«

»Es geht um meine Großmutter mütterlicherseits, der ich sehr nahestand. Als mein ›Traum‹ passierte, war meine Großmutter krank. Ungefähr um fünf Uhr früh erschien mir meine Großmutter im Traum, aber es war ein Traum von sehr besonderer Art, sehr wirklich. Sie stand strahlend zwischen anderen Personen an einem Tisch und sagte lächelnd zu mir: »Du kannst dir nicht vorstellen, wie glücklich ich bin!« Ich wache auf und gehe gleich zu ihrer Schwester, bei der sie sich zu der Zeit aufhielt, und da erfahre ich zu meiner großen Überraschung, dass meine Großmutter in ein tiefes Koma gefallen und schon vor Stunden gestorben ist, ohne dass man uns benachrichtigt hat. Sie hatte das Bewusstsein nicht wiedererlangt.«

Der nächste Kontakt fand in einem Zustand zwischen Schlafen und Wachen statt:

»Ich war halb eingeschlafen, aber ich wusste, dass ich nicht träumte. Das Gefühl war ein anderes. Meine Mutter saß auf meinem Bettrand und betrachtete mich mit einem sehr zärtlichen Blick. Es waren ihre Gesichtszüge, nur ohne das Alter und ohne die Krankheit. Sie war schon immer eine schöne Frau gewesen, aber nun strahlte sie regelrecht. Ihre Schönheit hatte etwas Leuchtendes, sie war schöner denn je. Und sie trug ein langes weißes Gewand. Sie nahm mich in die Arme. Das tat sie auch gerne, als sie noch lebte, aber früher hatte ich mich dem entzogen. Diesmal überließ ich mich ihrer Umarmung widerstandslos, ich konnte sie wirklich spüren. Wir sprachen nicht, aber ich fühlte, dass sie es mir nicht übelnahm, dass ich bei ihrem Tod nicht bei ihr gewesen war und meine letzten Worte zu ihr so ungeduldig und genervt geklungen hatten. Das hat mir vollständig und dauerhaft meinen Frieden gegeben.«

Auch siebzehn Jahre nach einem Todesfall kann die Trauerphase noch durch einen NTK im Schlaf abgeschlossen werden:

»Meine Mama starb 1972, sie war zweiundvierzig und ich siebzehn. Meine Welt zerbrach. In den siebzehn Jahren danach träumte ich jede Nacht von ihr (die üblichen Träume und oft auch Albträume, in denen ich sie wieder sterben sah). 1989, siebzehn Jahre nach ihrem Tod, erschien sie mir. Wieder im Schlaf, aber diesmal war es kein Traum wie die anderen. Sie kniete auf dem Fußboden, ganz in Weiß gekleidet, das Gesicht lichtumflutet. Mit einem wunderbaren Lächeln sagte sie mehrere Male zu mir: ›Sieh doch, wie schön es hier ist, sieh dir dieses Licht an, ich bin jetzt glücklich, du musst mich loslassen.‹ Diese Erfahrung hatte absolut nichts mit meinen gewöhnlichen Träumen zu tun, sie hat mich vollkommen verwandelt. Alle meine Träume und Albträume sind komplett verschwunden, und mein Verständnis von Trauer hat sich vollkommen gewandelt.«

Wir stellten unseren Teilnehmerinnen und Teilnehmern die Frage, ob sie fest schliefen oder gerade am Einschlafen oder Erwachen waren, als der NTK auftrat.

- **Tief schlafend: 61 %**
- **Beim Einschlafen: 10 %**
- **Beim Erwachen: 18 %**
- **Unsicher: 11 %**

Die nächste Frage erbrachte eine weitere Klärung: Wenn Sie schliefen, hat Sie der NTK geweckt oder hat er stattgefunden, während Sie schliefen?

- **Der NTK hat mich geweckt: 52 %**
- **Der NTK hat stattgefunden, während ich schlief: 37 %**
- **Unsicher: 12 %**

Einige Empfänger erläuterten, dass sie gerade träumten, als der Verstorbene in ihren Traum ›hereinplatzte‹, wie im folgenden Fall:

> »Ich hatte gerade einen Traum, und dann hörte dieser Traum mit einem Schlag auf, als käme ich ›woanders‹ hin, und anschließend nahm ich die verstorbene Person wahr.«

Kontakte während des Schlafs unterscheiden sich nach Aussage der Empfänger deutlich von gewöhnlichen Träumen. Demnach weisen sie dieselben Merkmale auf wie ein NTK im Wachzustand. Die Kontakte sind klar, schlüssig, eindrücklich und werden als real eingestuft. Sie sind nicht so komplex, symbolisch und fragmentiert wie ›normale‹ Träume, die zudem nicht selten beim Erwachen rasch in Vergessenheit geraten. Obwohl die Empfänger oft nicht sagen können, ob sie während ihres Kontakts wach waren oder nicht, betonen sie alle, dass der NTK viel wirklicher war als ein Traum.

Einige Teilnehmer haben konkret beschrieben, inwiefern sich ihre Erfahrung von einem Traum unterschied:

»Ich bin mir absolut sicher, dass es kein Traum war, umso mehr, als der Verstorbene mir mehrere Male erschienen ist, also regelmäßig und auch in seiner Todesstunde. Schon allein seine Anwesenheit war viel stärker und wirklicher als in Traumbildern.«

»Weil ich aus dem Schlaf auffuhr, mit lang ausgestrecktem Arm, und hellwach war und für einen Sekundenbruchteil den Arm meiner Mutter gesehen habe, der sich mir entgegenstreckte, und zwei andere Arme, die sie zurückhielten. Es war nur ein flüchtiger Eindruck, aber ich bin mir hundertprozentig sicher, dass ich weiß, was ich gesehen und empfunden habe (Erstaunen und leichte Angst, weil ich beim Erwachen auf dem Bauch lag und den Arm nach hinten gestreckt hatte). Der Traum geht mir nicht aus dem Kopf, und heute, siebenundzwanzig Jahre danach, ist mir, als hätte ich ihn gerade erst erlebt. Wie sich ein Traum anfühlt, weiß ich ja, und das war keiner. Ich hatte nie wieder ein solches Erlebnis, nicht einmal beim Tod meines Vaters.«

»Man hat den Eindruck, dass er uns etwas zeigen will, und gleichzeitig soll man es auf keinen Fall wirklich wissen, denn sonst wäre das Geheimnis nicht mehr gewahrt…, deshalb bewegt man sich in einem Dämmerzustand zwischen Traum und Realität, was dazu führt, dass man völlig durcheinander ist!«

»Wie ein Traum, durchaus, aber viel wirklicher und von einer solchen Eindringlichkeit, dass ich heute (zwölf Jahre nach der Erscheinung) praktisch immer noch alle Details und Empfindungen beschreiben kann.«

»Beim Wachwerden begreife ich, dass ich nicht geträumt habe, denn ich erinnere mich an jede Einzelheit unseres Gesprächs. Ich unterscheide genau zwischen einer echten Erinnerung, zu der unser Gespräch gehört, und der vagen Erinnerung an einen Traum, die sich mit der Zeit verflüchtigt.«

»Ich hatte dabei sehr starke Gefühle und sah ihn wie im echten Leben. Er kam, um mich zu beruhigen. Ich sagte zu ihm: ›Aber ich hatte keine Zeit, dir Lebewohl zu sagen‹, und da nahm er mich in die Arme. Wir waren bei mir zu Hause im Schlafzimmer, ich sehe uns noch. Ich bin mit einem Gefühl von innerem Frieden aufgewacht, leicht und glücklich, nachdem ich mich wochenlang nur noch schlecht gefühlt hatte. Ich konnte diesen Kontakt im Schlaf von einem einfachen Traum gut unterscheiden, denn was ich dabei empfand, fühlte sich vollkommen wirklich an. Er war gekommen, um sich von mir zu verabschieden, obwohl ich so etwas nie erwartet hätte.«

Menschen, die beides erlebt haben, einen Traum mit einer verstorbenen Bezugsperson und einen NTK im Schlaf, fällt es nicht schwer, die beiden Arten von Erfahrungen auseinanderzuhalten:

»Ich habe in den sechs Monaten nach ihrem Tod x-fach von meiner Mutter geträumt. Aber als ich sie dann gesehen habe, war es anders als im Traum, denn sie war wirklich da, im Hier und Jetzt, in meinem Schlafzimmer.«

»Es war kein Traum, weil ich von meinem Vater schon nach dessen Tod geträumt hatte, und dieses Mal war es ganz anders, alles war sehr real.«

»Ich habe häufig ›luzide‹ Träume. Wenn ich träume, weiß ich, dass ich träume. Bei einem nächtlichen NTK hat der Traum eine ganz andere Beschaffenheit. Ich weiß dann, dass ich nicht träume.«

»Es kam mir sehr wirklich vor, ich kann zwischen Traum und Wirklichkeit sehr gut unterscheiden.«

NTK zum Zeitpunkt des Todes

- **21% erlebten einen NTK zum Zeitpunkt des Todes.**

206 Personen aus unserem Teilnehmerkreis erlebten einen NTK zum Zeitpunkt des Todes. Solche Kontakte finden im Allgemeinen exakt zum Todeszeitpunkt oder kurz danach statt. In einigen seltenen Fällen können sie auch kurze Zeit vor dem Ableben auftreten, insbesondere wenn die betreffende Person ins Koma gefallen ist und das Bewusstsein nicht mehr wiedererlangt hat, bevor sie stirbt.

Die Empfänger bestätigen, dass sie vom Ableben eines Familienangehörigen oder Freundes *durch die verstorbene Person selbst* informiert wurden. Kontakte dieser Art liegen zeitlich *vor* der Todesnachricht, die vom Krankenhaus der Familie überbracht wird. So können die Empfänger beispielsweise hören oder sehen, wie die geliebte Person ihnen in aller Gelassenheit ihren Tod ankündigt (›Ich bin gekommen, um dir Adieu zu sagen, ich gehe jetzt fort‹). Am Rande sei bemerkt, dass offenbar häufig das Verb ›fortgehen‹ verwendet wird, so als träten sie eine Reise an. Manchmal übermittelt die Erscheinung zwar keine Nachricht, aber die Empfänger verstehen dennoch sofort, dass es sich um ein letztes Lebewohl handelt.

Aufgrund ihrer Beweiskraft sind diese NTK besonders interessant für wissenschaftliche Studien, weil die Empfänger bei ihrem Kontakt eine Information erhalten, die ihnen vorher unbekannt war – die Information über den Tod der Bezugsperson.

Wie soll man sich einen NTK zum Zeitpunkt des Todes vorstellen? Hier ein anschauliches Beispiel:

»Ich war dreiundwanzig Jahre alt und wohnte damals in Lyon. Meine Großmutter lebte achtzig Kilometer nördlich von Lyon. Wir hatten ein enges Verhältnis, uns verband eine tiefe Freundschaft und Vertrautheit. Ich hatte sie in der letzten Zeit viel seltener gesehen als sonst, weil mein Beruf mich sehr beanspruchte. Ich fuhr seltener übers Wochenende zu ihr und zu meinen Eltern, die in derselben Kleinstadt wohnten. Meine Großmutter war schwer krank, und wir wussten, dass sie der Krankheit erliegen würde. Meine Mutter hatte mich gebeten, an diesem speziellen Wochenende zu kommen, und wir gingen alle gemeinsam ins Krankenhaus (zusammen mit den vielen Schwestern meiner Mutter). Am Sonntagabend versammelten wir uns alle in der Klinik an ihrem Bett und verabschiedeten uns von ihr. Ich ging als Letzte ... und vorher versuchte ich noch, sie zu trösten und ihr zu sagen, sie müsse keine Angst haben, sie würde alle die Menschen wiedersehen, die sie liebte. Dann ging ich auch, in dem Bewusstsein, dass ich sie zum letzten Mal gesehen hatte. Seltsamerweise war ich gar nicht traurig!

In der Nacht von Dienstag auf Mittwoch wachte ich durch das Gefühl einer starken Präsenz auf. Ich setzte mich im Bett auf, das in ein großes, offenes Loft hineinragt. Und da, direkt vor mir, nur zwei, drei Meter entfernt und leicht erhöht, nehme ich ihre Gegenwart wahr, ohne sie zu sehen! Als eine Art trübweißen, leuchtenden Nebel, und vor allem ein unglaubliches Gefühl, das mich durchdringt, ein Gefühl von Glück, Frieden, Liebe. Ich lächle ihr zu. In diesem Moment weiß ich, dass sie auf die andere Seite gegangen ist und gekommen ist, um Abschied von mir zu nehmen und mich zu trösten. Ich schlafe beruhigt wieder ein und gehe am nächsten Morgen zur Arbeit. Mitten am Vormittag klingelt es bei mir am Arbeitsplatz, und Mama ist am Apparat.

Sie ist sehr betroffen und teilt mir mit, dass meine Großmutter gestorben ist!«

NTK zum Zeitpunkt des Todes können den Schock, den der Tod eines geliebten Menschen auslöst, beträchtlich dämpfen. Die Tatsache, dass man *durch den soeben verstorbenen Menschen selbst* über dessen Ableben informiert wurde, tröstet den Empfänger, denn sie scheint auf den Fortbestand einer gewissen Form von Leben hinzudeuten. Wenn dann die offizielle Todesnachricht durch die Klinik, die Familie oder – im Falle eines Unfalls – die Polizei eintrifft, ist der Empfänger bereits vorbereitet. Doch auch wenn der Schock durch den NTK gemildert wird, bleibt den Hinterbliebenen die Trauer über den Verlust natürlich keineswegs erspart.

Kommt das Lebensende unvorhersehbar und somit unerwartet, zum Beispiel durch einen tödlichen Unfall oder einen Herzinfarkt, hatten die beteiligten Personen keine Gelegenheit, sich zu verabschieden oder gegebenenfalls Beziehungsprobleme zu bereinigen. Wir fragten unsere Teilnehmerinnen und Teilnehmer, ob sie die Gelegenheit hatten, noch ein paar letzte Worte mit ihrer Bezugsperson zu wechseln oder, falls nötig, ungelöste Konflikte zu lösen.

- **38% hatten die Gelegenheit zu einem letzten Abschied, 6% waren sich unsicher und 56% hatten diese Gelegenheit nicht.**

Wir fragten die Teilnehmerinnen und Teilnehmer auch, ob sie den Verstorbenen sofort und zweifelsfrei identifizieren konnten. Wie bei anderen Arten von NTK äußerte sich auch hier eine große Mehrheit positiv:

- **85% erkannten den Verstorbenen sofort, 3% waren sich unsicher und 12% erkannten ihn oder sie nicht sofort.**

Die folgenden Berichte schildern allesamt Kontakte zum Zeitpunkt des Todes:

»Mein Onkel starb gegen 5.30 Uhr morgens an seiner Krebserkrankung. Ich kam zu dieser frühen Stunde gerade aus dem WC – und da stand er plötzlich vor mir. Er lächelte mir engelsgleich zu. Ich war wie vor den Kopf geschlagen und beschloss, bis sieben Uhr zu warten und erst dann meinen Cousin anzurufen und ihn vom Tod meines Onkels zu benachrichtigen. Um 6 Uhr 58 rief mein Cousin mich an und sagte mir, der Onkel sei gestorben.«

»Meine Tante verstarb mitten in der Nacht, gegen 2.30 Uhr; um diese Uhrzeit wurde ich von einem Streicheln an der Wange geweckt, es fühlte sich an wie ein Windhauch. Das Fenster war geschlossen, im Zimmer ging kein Lüftchen. Zehn Minuten später rief mich das Krankenhaus an, um mich von ihrem Tod zu benachrichtigen.«

Der folgende Bericht lässt einen Versöhnungsversuch in letzter Minute vermuten:

»Ich hatte mich mit meinem Onkel überworfen und keinen Kontakt mehr zu ihm. Eines Tages überkam mich am frühen Nachmittag das seltsame Gefühl, dass ich gerade etwas empfing, was man aus menschlicher Sicht einen unausgeformten Gedanken nennen könnte. Ein Gedanke, den ich auffing und der keinesfalls von mir selbst stammte. In diesem Gedanken wandte sich mein Onkel an mich und sagte zu mir: ›Es ist zu dumm.‹ Ich drängte den Gedanken zurück und widmete mich wieder meinen Alltagsbeschäftigungen. Am nächsten Tag erfuhr ich, dass er gestorben war (durch einen Infarkt), und als der Todeszeitpunkt klar war, verstand ich, dass der merkwürdige Kontakt genau in diesem Moment stattgefunden hatte.«

Hier ein Bericht, bei dem ein Tod durch Suizid »angekündigt« wird:

»Wenige Stunden bevor ich vom Tod meines Großvaters erfuhr, spürte ich eine schwere, liebevolle Hand auf der Schulter. Wie sich herausstellte, geschah das genau zu dem Zeitpunkt, an dem er sich das Leben nahm.«

Der folgende Bericht bezieht sich auf einen in der Kindheit erlebten Kontakt, der in engem Zusammenhang mit einem tödlichen Unfall stand:

»Ich war ungefähr zehn. Eines Tages hatte ich mich hingelegt, schlief aber noch nicht. Ich spürte, wie eine Hand mir von hinten auf die Schulter klopfte. Ich drehte mich um, und da war niemand. Ein paar Minuten später klingelte das Telefon, und jemand erklärte, dass meine Großmutter väterlicherseits bei einem Unfall gestorben sei. Ich werde mich immer an das merkwürdige Gefühl erinnern. Es kam mir vor, als wolle jemand zu mir sagen: ›Ich bin da.‹ Ich habe nie eine Erklärung dafür gefunden.«

Ebenfalls exakt zum Todeszeitpunkt ereignete sich der folgende NTK, der die Empfängerin aufweckte:

»Ich war in Madrid, als mich morgens um 5 Uhr 30 der Besuch meines glücklich lächelnden Mannes geweckt hat. Er sagte zu mir, er sei fortgegangen und liebe mich. Das war kein Traum. Ich habe später erfahren, dass er am 1. Dezember um 5 Uhr 30 gestorben ist.«

Es ist nicht immer leicht zu ermitteln, ob ein NTK auf die Minute mit dem Todeszeitpunkt übereinstimmt, entweder weil der Empfänger beim Kontakt nicht auf die Uhr gesehen hat oder weil der exakte Todeszeitpunkt nicht bekannt ist.

Dennoch konnte über die Hälfte unserer Teilnehmerinnen und Teilnehmer eine zeitliche Übereinstimmung ihres NTK mit dem Ableben der wahrgenommenen Person eindeutig belegen.

Wir fragten, ob sich der Zeitpunkt (Stunde/Minute), an dem sie den NTK erlebten, nachträglich zweifelsfrei als der Todeszeitpunkt der wahrgenommenen Person erwies.

- **Bei 60% war die Übereinstimmung zwischen dem Zeitpunkt ihres NTK und dem Eintritt des Todes erwiesen, 17% waren sich unsicher und bei 23% ließ sich keine eindeutige Übereinstimmung feststellen.**

Im folgenden Bericht wird ein Kontakt im Schlaf geschildert, der in der Todesnacht stattfand:

> »Meine Kindheitsfreundin, die an einer seltenen Krankheit litt, besuchte mich in der Nacht, in der sie von uns ging. Ich wusste das noch nicht, als ich sie aufrecht gehend, lächelnd, glücklich und entspannt vor mir sah, obwohl sie doch leidend und gelähmt war. Sie deutete mir an, dass es ihr gut ginge und ich mir keine Sorgen machen müsse, weil sie in Frieden und glücklich sei. Wir waren zwanzig, aber sie sah wieder wie ein Mädchen aus, so wie sie in unseren unbeschwerten Zeiten aussah, und ich freute mich für sie. Meine Mutter kam mich ungefähr um acht Uhr morgens wecken und sagte mir, Christine sei in der Nacht von uns gegangen. Da verstand ich, dass sie gekommen war, um mir zu sagen, ich solle nicht traurig sein, denn sie sei glücklich. Jahre später konnte ich über dieses Erlebnis mit ihrem jüngeren Bruder reden, der sehr traurig darüber war, dass er mit seinen Eltern nicht über den Tod der Schwester sprechen konnte. Er nahm mich in die Arme, er war erschüttert, aber auch getröstet. Ich musste dabei sehr an Christine denken, die wahrscheinlich genauso bewegt war, als ich davon erzählte, wie sie in Frieden gegangen war und zu mir kam, um mir das zu sagen.«

Die nächste Teilnehmerin, deren Sohn im Ausland lebte, erfuhr von dessen Tod lange bevor die offizielle Nachricht sie erreichte:

»Als mein Sohn im Ausland starb, gegen Mitternacht, war ich halb eingeschlafen und sah mich auf einmal über ihm schweben, Gesicht an Gesicht. Ich küsste ihn auf die Stirn… Als ich am Morgen aufstehen wollte und meine Fußsohlen den Boden berührten, empfand ich eine große Leere, ein Vakuum, ein gestörtes Gleichgewicht, und ich wusste, dass es etwas mit meinem Sohn zu tun hatte … Zwei Tage später erfuhr ich, dass er tot war. Er war in der Nacht gestorben, in der ich ihn auf die Stirn geküsst hatte.«

In bestimmten Fällen war der Todesfall nicht vorhersehbar, weil die betreffende Person nicht krank war, sondern durch einen Unfall oder eine Herzattacke ums Leben gekommen war. *Die Erwartung*, dass eine schwerkranke oder betagte Bezugsperson bald stirbt, könnte deshalb nur in gewissen Fällen als auslösender Faktor eines NTK gelten.

Unsere Datensammlung bestätigt diese Hypothese. Für viele Teilnehmer unserer Studie war der Tod der Bezugsperson absehbar und kam auf gewisse Weise erwartet, doch eine beträchtliche Zahl gab auch an, dass der Todesfall für sie gänzlich unerwartet kam.

- **Für 48 % war der Todesfall absehbar, 8 % waren sich unsicher und für 44 % war der Todesfall nicht absehbar.**

Ein Suizid ist häufig nicht absehbar, und dennoch fangen manche Empfänger etwas von dem Drama im Hintergrund auf, wie der folgende Fall belegt:

»Mein Freund George, zu dem ich ein enges Verhältnis hatte, starb am 5. November 2016. An jenem Abend war ich bei Freunden eingeladen. Gegen 23 Uhr nickte ich mitten im Gespräch ein. Ohne zu merken, wie es passierte, erblickte ich wie in einer Vision meinen toten Freund, der sich erhängt hatte. Als ich aufwachte, hatte ich einen riesigen Kloß im Magen, der sich nicht auflöste. Ich rief ihn an, aber er hob nicht ab. Erst zwei Tage später fanden sie seinen leblosen Körper, erhängt.«

Die große Mehrheit unserer Befragten hielt sich nicht in der Nähe des Ortes auf, an dem die wahrgenommene Person zeitgleich starb.

- **75% waren räumlich entfernt, 1% war sich unsicher, 25% waren räumlich nicht entfernt.**

Die klassische Definition eines NTK zum Zeitpunkt des Todes besagt – insbesondere im angelsächsischen Raum –, dass sich der Kontakt in einem Zeitraum von vierundzwanzig Stunden vor beziehungsweise nach dem Tod ereignet haben muss, um als solcher zu gelten. Wir haben in unserem Team lange darüber diskutiert, welche Zeitspanne wir berücksichtigten wollen, für die ein Kontakt als NTK zum Zeitpunkt des Todes kategorisiert werden kann. Uns schien das Kriterium der vierundzwanzig Stunden nicht ganz schlüssig, denn das entscheidende Element ist doch, dass *der Empfänger bei seinem NTK nicht über den Todesfall informiert war.* Mein Kollege Dr. Callum Cooper hat in einem Artikel über NTK zum Zeitpunkt des Todes eine Neudefinition dieser Art von Kontakt angeregt.*

Stellen wir uns eine Person vor, die einen nahen Angehörigen oder Freund in den letzten Momenten seines Lebens begleitet. Sie wacht bis zu dessen letztem Atemzug am Sterbebett. Eine Stunde später erlebt sie mit diesem Verstorbenen einen NTK. Nach der klassischen Definition würde es sich um einen NTK zum Zeitpunkt des Todes handeln, weil er sich innerhalb von vierundzwanzig Stunden vor oder nach dem Todeszeitpunkt ereignet. Doch die Person wäre natürlich über das Ableben des Betreffenden informiert, denn sie war schließlich dabei. Vom zeitlichen Aspekt her wäre es ein NTK zum Zeitpunkt des Todes, da er sich im vordefinierten Zeitraum ereignet hat, aber ihm würde ein essenzielles Kriterium fehlen – *dass der*

* Cooper, C. E., Roe, C. A., Lorimer, D., Morrison, S. & Elsaesser, E. (im Druck) »Characteristics of spontaneous cases immediately surrounding human death.« *Journal of the Society for Psychical Research.*

Empfänger von dem Verstorbenen selbst über dessen Tod informiert wird.

War der Empfänger dagegen nicht im Bilde und wurde tatsächlich von dem Verstorbenen selbst über dessen Tod informiert – selbst wenn dies Tage oder sogar Wochen danach geschieht –, wäre der Kontakt gemäß unserer Neudefinition als NTK zum Zeitpunkt des Todes einzuordnen.

Genau das ist bei dem folgenden NTK der Fall:

> »Ein ehemaliger Arbeitskollege, der sehr eigensinnig und ungesellig war und mit dem ich mich angefreundet hatte, eröffnete mir eines Tages, er sei nicht gerade ein guter Mensch. Dann ging er in Ruhestand, und ich hörte nichts mehr von ihm. Eines Nachts erschien er mir und sagte, er sei gekommen, um mir dafür zu danken, dass ich ihn so mochte, wie er war. Verblüfft fragte ich ihn nach dem Grund seiner Anwesenheit. Er antwortete: »Ich bin vor sechs Monaten gestorben. Geh morgen zu Michel (einem anderen Arbeitskollegen), er weiß, dass ich tot bin.« Am nächsten Tag ging ich zu dem Genannten, und als ich ihn fragte: »Michel, weißt du was über Stan?«, antwortete er: »Ja, der ist vor sechs Monaten gestorben.«

In der folgenden Geschichte erhielt die betroffene Person eine Information, die sie vorher nicht hatte, weshalb man ihren NTK zusätzlich der Kategorie der beweiskräftigen NTK zuordnen kann:

> »Eines Abends nahm ich auf den ersten vier Stufen meiner Treppe eine Präsenz wahr, eine große männliche Gestalt; er beobachtete mich und blieb mindestens fünfzehn Minuten dort ... Am Abend des folgenden Tages hörten wir von dem unerklärlichen Verschwinden des Cousins meines Mannes, den er sehr mochte. Damals habe ich dem Zusammenhang nicht gleich begriffen. In der folgenden Nacht träumte ich

von ihm. Er zeigte mir eine bestimmte Stelle in unserer Stadt. Am nächsten Morgen machten sich alle auf die Suche, und siehe da, er hatte sich genau an der Stelle, von der ich geträumt hatte, das Leben genommen.«

Manchmal nehmen die Empfänger Personen wahr, denen sie nicht besonders nahestanden:

»In der Nacht von Mittwoch, den 24., auf Donnerstag, den 25. Juni 2015, wachte ich um 1 Uhr 20 auf. Ich dachte, ich hätte einen Albtraum gehabt. Darin sagte mir ein Mann, den ich seit Jahren nicht mehr gesehen hatte, dass er tot sei. Er saß auf einem weißen Bett in einem weißen Raum, den ich für ein Klinikzimmer hielt. Wir hatten ein langes Gespräch, aber da ich um 4 Uhr früh aufstehen musste, hielt ich mich nicht lange bei diesem schlechten Traum auf und schlief rasch wieder ein. Vorher fragte ich mich mit lauter Stimme: »Wieso ist er denn bloß gekommen und hat mir das erzählt?« Dieser Satz ist wichtig, denn es ist das Einzige, woran ich mich aus dieser Nacht erinnere. Am nächsten Tag hatte ich leider alles andere vergessen. Aber am folgenden Sonntag rief mich meine beste Freundin an, um mir mitzuteilen, dass dieser Mann am Donnerstag gestorben sei und am Montag beerdigt werde!!!! In diesem Moment verstand ich, dass ich keinen Albtraum gehabt hatte. Er war wirklich nachts gekommen, um es mir zu sagen.«

Und manchmal sind NTK ganz einfach nur ein letztes Dankeschön:

»Der einprägsamste [NTK] ist der mit einer Patientin, die Krebs im fortgeschrittenen Stadium hatte. Eine sehr spirituelle Frau. Ich war Leitende Ärztin, als wir sie drei Monate lang begleiteten, und wir bauten eine starke therapeutische Beziehung auf. Ich verabschiedete mich von ihr, bevor ich nach Ägypten in die Ferien fuhr, weil ich überzeugt war, dass sie bei meiner Rückkehr nicht mehr am Leben sein würde. Ich unternahm eine herrliche zwölftägige Nilkreuzfahrt. Am zehnten Tag, das weiß ich noch ganz genau, lehnte ich am Bug des Schiffes an der Reling und beobachtete die vorüberziehenden Dörfer und die Kinder, die am Ufer spielten und in den Nil sprangen. Ich war völlig entspannt und ausgeruht. Auf einmal spürte ich eine Wärme auf der Höhe des Solarplexus, die auf das Herz ausstrahlte, und dann verzog sich mein Gesicht zu einem breiten Lächeln ... ich wusste sofort, dass es die Patientin war, die zu mir kam, weil sie verstorben war. Ich dankte ihr mit lauter Stimme, dass sich von mir verabschiedete, und sagte ihr, sie könne nun in Frieden auf das Licht zugehen. Eine intensive Freude erfüllte mich, und ich spürte, dass unsere Seelen verbunden waren. Anschließend ging ich in meine Kabine hinunter, um im Kalender Tag und Stunde festzuhalten, weil ich nie eine Armbanduhr trage. Es war ein Mittwochnachmittag. Bei meiner Rückkehr nach Frankreich wurden mir Tag und Todesstunde der Patientin bestätigt ... mit einer Stunde Unterschied zur der Zeit, die ich notiert hatte ... was einer Stunde Zeitverschiebung entspricht!«

Einige Befragte berichteten, dass sie in ihrem eigenen Körper die Schmerzen und Beschwerden mitempfanden, die ihre Bezugsperson beim Sterbeprozess durchlebte. Derartige Empfindungen hören mit dem Augenblick, in dem der Tod eintritt, schlagartig auf und weichen häufig einem Gefühl von Frieden und Heiterkeit.

Dazu zwei Beispiele:

»Es handelt sich um meine Mutter, die zwanzig Kilometer von mir entfernt wohnt. Gegen Ende der Nacht finde ich mich auf einmal im Körper meiner Mutter wieder, ich bin sie, ich habe an verschiedenen Stellen des Körpers Schmerzen und verspüre eine gewisse Niedergeschlagenheit. Um 5.30

Uhr wache ich auf. Um 9 Uhr erfahre ich, dass sie mit Atemproblemen in die Notaufnahme der Klinik gebracht wurde. Achtundvierzig Stunden später wache ich mit ungewohnten Kopfschmerzen auf (ich leide sonst nie an Kopfschmerzen), und dann, um 10.30 Uhr, tanzt ein großer schwarzer Kreis vor meinem linken Auge. Eine Stunde später wird mir schlecht, eine andere Übelkeit als bei Verdauungsproblemen oder einer Schwangerschaft, die mir den Magen zusammenpresst. Das hört gegen Mittag auf. Um 14.30 Uhr erfahre ich, dass meine Mutter um 12.15 Uhr gestorben ist.«

»Mein Papa war im Krankenhaus. Wir wussten, dass die Medikamente, die ihn am Leben halten sollten, abgesetzt worden waren, weil es keine Hoffnung mehr gab. Um 19 Uhr rief ich in der Klinik an, und ein Pfleger versicherte mir, er sei stabil, ich müsse mir für die nächsten Stunden keine Sorgen machen. Um 21.20 Uhr sagte ich zu meinem Mann, dass ich eine seltsame Übelkeit verspüre. Ich trank einen Kräutertee. Um 21.40 Uhr sagte ich zu meinem Mann, dass dieser Tee offenbar Wunder wirke, denn meine Übelkeit sei vergangen und ich fühle mich ruhig und entspannt, trotz der Situation. Um 21.50 Uhr rief mich die Klinik an und teilte mir mit, Papa sei vor zehn Minuten gestorben. Ich verstand das als ein Geschenk von ihm. Zu seinen Lebzeiten war unser Verhältnis sehr angespannt und belastet, trotz all der Liebe, die wir füreinander empfanden. Noch sehr lange nach seinem Fortgehen hatte ich immer wieder das Gefühl, dass er an meiner Seite war, dass er mich trug.«

Im folgenden Bericht beschreibt eine Teilnehmerin einen vorübergehenden Zustand der Verwirrung, der mit dem Todeszeitpunkt ihrer Großmutter zusammenfiel:

»Es war im Februar 1998. Ich war mit meinem Mann und Freunden im Restaurant. Als ich gefragt wurde: »Weißt du schon, was du nimmst?«, antwortete ich: »Ich muss im April dahin gehen.« Und von diesem Moment an redete ich nur noch unzusammenhängendes Zeug. Im Kopf waren meine Gedanken klar, aber die Worte, die aus meinem Mund kamen, hatten weder Hand noch Fuß. Je mehr ich mich anstrengte, das zu erklären, desto verquerer klang alles. Mein Mann und meine Freunde bogen sich vor Lachen, und ich verstand nicht, was da vor sich ging. Dann hörte alles so schnell auf, wie es gekommen war; und ich konnte ihnen endlich klarmachen, dass ich keine Ahnung hatte, was über mich gekommen war! Mich hat das sehr stutzig gemacht, und ich habe im Lauf des Abends immer wieder davon angefangen. ... Was für eine Geschichte! Am nächsten Morgen erfuhr ich durch ein Telefonat, dass meine Großmutter am Abend vorher genau in dem Moment gestorben war, als ich angefangen hatte, so zusammenhanglos zu reden. Die Verbindung zwischen den beiden Ereignissen war mir sofort klar. Mich wunderte nur, wie stark die Empfindung war! Paradoxerweise war ich sehr traurig und gleichzeitig so unglaublich glücklich für sie.«

Der folgende Bericht beschreibt keine körperliche Empfindung, sondern eine emotionale Not, die sich in dem Moment einstellte, als die Mutter der Teilnehmerin mit dem Tode rang. Der flüchtige Augenblick der Panik wurde jedoch durch den NTK kurz nach dem Tod der Mutter mehr als kompensiert:

»Mama verstarb unerwartet nach einem Herzanfall. Gegen 3.30 Uhr morgens erwachte ich voller Panik. Ein Unwohlsein, das ich mir nicht erklären konnte. Ich spürte, dass gerade etwas Schlimmes passierte. Ich konnte nicht wieder einschlafen. Um 5.15 Uhr rief mich meine Schwester an und sagte mir, Mama sei um 4.30 Uhr gestorben. Mama war gegen 3.30 Uhr aufgewacht und hatte sich schlecht gefühlt. Papa war bei ihr. Er sagte zu ihr, er wolle in den Flur gehen und den Rettungsdienst anrufen, aber sie hielt seine Hand fest, sie wollte nicht allein bleiben... Als er merkte, dass sich ihr Zustand nicht besserte, beschloss er dann doch zu telefonieren. Er kam nach fünf Minuten zurück, und da war Mama schon gestorben. Eine Stunde nachdem sie aufgewacht war, war sie tot. Das war sehr hart, es war das erste Mal, dass ich einen lieben Menschen verlor. Ich war so wütend! Ich nahm es der ganzen Welt übel, dass mir meine Mutter mit noch nicht siebzig Jahren genommen worden war. Ich ging zu ihr und sprach lange mit ihr. Ich sagte ihr, dass wir am Wochenende nicht mal dazugekommen waren, miteinander zu telefonieren, dabei gäbe es noch so viel zu erzählen ... Damals hatte ich vor, ein Buch zu schreiben, und ihr noch nichts davon erzählt. Am nächsten Morgen erwachte ich und spürte, dass sie da war... Sie nahm mich ganz fest in die Arme. Es war schon fast Tag, ich sah mich um, ob jemand in meinem Schlafzimmer war, aber ich sah niemanden. Ich spürte nur ihre Gegenwart, und sie flüsterte mir ins Ohr: ›Es geht mir gut, mein Schatz, mach dir keine Sorgen, ich bin da und werde dir bei deinem Buch helfen.‹ Dann spürte ich ein unendlich zärtliches Streicheln an meiner Wange. Die Tränen liefen mir über die Wangen, und gleichzeitig empfand ich einen unglaublich tiefen inneren Frieden! Seit diesem Erlebnis bin ich ein sehr viel spirituellerer Mensch geworden!!! Sie hat mir einen Weg eröffnet. Ein Jahr später erschien an ihrem ersten Todestag mein Buch. Sie hat mich getreu begleitet, ich habe ihre Gegenwart häufig in meinen Träumen wahrgenommen. Diese Erfahrung hat mich völlig verändert!«

Verschiedene Arten von NTK: ein Vergleich

Die folgende Grafik zeigt, wie häufig bestimmte Arten von NTK bei unserer Umfrage vorkommen.*

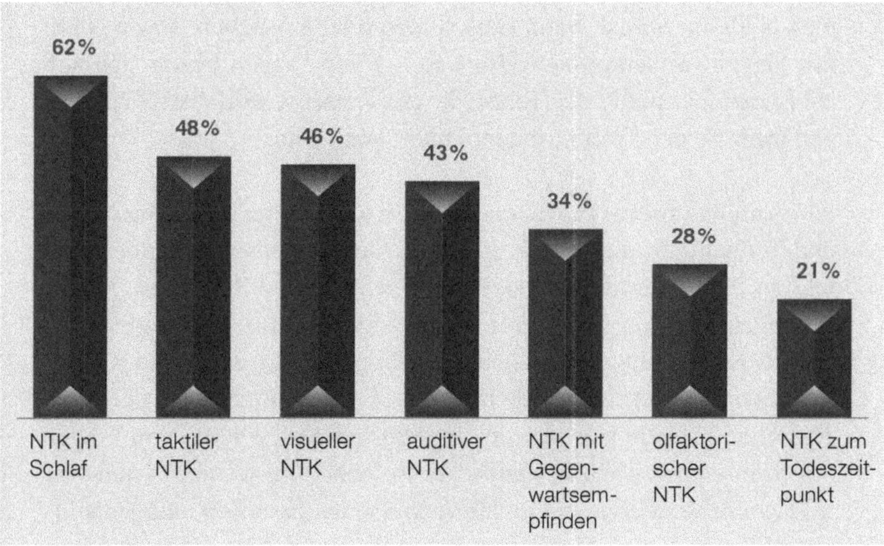

Wie wir erwartet hatten, nehmen NTK im Schlaf den Spitzenplatz bei unseren Kategorien ein. Allerdings wurden über die Hälfte (52%) der Befragten durch ihren Kontakt aus dem Schlaf geweckt, sodass der folgende Teil des Kontakts einer anderen NTK-Kategorie zugeordnet wurde. Visuelle NTK, die einen starken Eindruck hinterlassen, sind in größerer Zahl vertreten als vermutet, denn in der Fachliteratur ist bisher eine derart hohe Zahl von Erscheinungen nicht verzeichnet.

* Diese Grafik bezieht sich auf sämtliche erhobenen Daten, d.h. die Ergebnisse der 1.004 Fragebogen, die in drei Sprachen ausgefüllt wurden.

Andere Erscheinungsformen von NTK

Unser Fragebogen war auf NTK ausgerichtet, die durch vier der fünf Sinnenorgane wahrgenommen werden: Gehör, Tastsinn, Geruchssinn und Sehen (der Geschmackssinn ist nicht betroffen). Dazu kamen NTK im Schlaf, beim Einschlafen oder Erwachen, sowie NTK mit Gegenwartsempfinden. Eine Reihe von Fragen bezog sich auf NTK zum Zeitpunkt des Todes, die aus wissenschaftlicher Sicht wegen ihrer Beweiskraft besonders interessant sind.

Am Anfang unseres Fragebogens baten wir unsere Teilnehmerinnen und Teilnehmer, ihren NTK in einem dafür eigens angelegten Textfeld so detailgetreu wie möglich zu schildern. Allein diese Schilderungen ergaben in unserer Datenbank, die aus den englischen, französischen und spanischen Fragebögen gespeist ist, über zwei Millionen Wörter. Ich werde mich auf die Beschreibungen der französischen Fragebögen stützen, ergänzt um einige Fälle von Fragebögen in englischer und spanischer Sprache, um weitere Arten von NTK zu präsentieren, die im Übrigen bereits (nach von Guggenheim eingeführten Kategorien*) geordnet wurden und die ich in meinem Buch *Nachtod-Kontakte – Spontane Begegnungen mit Verstorbenen*** beschrieben habe. Mir stehen allerdings keine statistischen Daten zur Verfügung, weil wir den Teilnehmern zu diesem Thema keine Fragen gestellt haben.

NTK mit unerklärlichen physikalischen Phänomenen sind sehr verbreitet. Die Empfänger interpretieren solche Vorfälle als Botschaften ihrer verstorbenen Angehörigen oder Freunde: Lampen, die ohne Grund aufleuchten, ausgehen oder flackern; Fernsehgeräte, elektrische Apparate oder Stereoanlagen, die sich unvermittelt

---

* http://www.after-death.com

** Elsaesser, Evelyn, »Nachtod-Kontakte: Spontane Begegnungen mit Verstorbenen«. 2. Aufl., Übersetzung aus dem Französischen von Maja Ueberle-Pfaff, Amerang 2020

einschalten; Gegenstände wie Fotografien oder Gemälde, die gewendet, bewegt oder unversehrt auf dem Fußboden vorgefunden werden, um nur ein paar Beispiele zu nennen. Zahlreich sind auch Berichte über Uhren, die zum Zeitpunkt des Todes stehenblieben. Unerklärliche, wiederkehrende nächtliche Geräusche werden ebenfalls oft erwähnt.

Der folgende Bericht ist schön in seiner Einfachheit. Wir spüren den Wunsch unserer Teilnehmerin, sich richtig zu verhalten, eine perfekte Rede zu schreiben, und wir spüren die Liebe eines Vaters, der ihr, wie jeder Vater, der sein Kind mit einer Aufgabe kämpfen sieht, die Last abnimmt und sie damit davon befreit.

»Als mein Vater starb, schrieb ich eine Trauerrede für seine Beerdigung, und der Computer und alle Lampen versagten. Ich schaltete sie wieder an und schrieb weiter, wobei ich versuchte, alles perfekt zu machen. Wieder versagten der Computer und die Lampen, und ich fürchtete schon, den gesamten Text verloren zu haben. Nachdem ich den Strom wieder eingeschaltet hatte, spürte ich eine Wesenheit und blickte auf. Da stand mein Vater in der Tür und sagte: ›Lass gut sein, Mary, du hast genug getan.‹ Das tat ich, und die Stromversorgung funktionierte wieder einwandfrei.«

Der folgende Bericht beschreibt ebenfalls diese Art von NTK:

»Mein Vater starb im September 2002. Als ich Anfang November 2002 zum Geburtstag meines Neffen (ein Jahr) eingeladen war, sagte ich mit Tränen in den Augen: »Schade, dass Papa beim ersten Geburtstag seines Enkelsohns nicht dabei sein kann.« Kaum hatte ich zu Ende geredet, da fing ein kaputtes Musikspielzeug meines Neffen an, Musik zu machen und eine kleine Melodie zu spielen. Zu diesem Zeitpunkt war niemand in der Nähe des Spielzeugs oder berührte es gar. Meine Schwägerin bestätigte mir, dass das Spielzeug schon seit geraumer Zeit nicht mehr funktionierte.

In diesem Moment wusste ich: Mein Vater wollte mir zu verstehen geben, dass er bei uns war.«

Auch an dem nächsten Vorfall war ein Kinderspielzeug beteiligt:

»In der Nacht nach der Beerdigung des Sohnes einer Freundin (er war mit acht Jahren gestorben), schaltete sich auf einmal ein Spielzeug meines Sohnes, das nicht mehr funktionierte, von alleine ein (ungefähr um zwei Uhr nachts, während mein Sohn tief und fest schlief). Das Spielzeug funktionierte seit Monaten nicht mehr, und der Sohn meiner Freundin wollte, als er noch lebte, immer gern mit dem kleinen ferngesteuerten Auto spielen.«

Im folgenden Bericht kommt es bei einer Glühbirne zu einer vorübergehenden Funktionsstörung – ein »klassischer Fall« dieser Art von NTK:

»2008 entschlief meine 93-jährige Großmutter zu Hause. Ich war dabei, als sie starb. Nachdem wir ihren Leichnam hergerichtet hatten, gingen wir alle schlafen, denn es war spät geworden. Da ich nicht einschlafen konnte, ging ich zwei, drei Stunden später in die Küche hinunter und setzte mich auf einen Hocker. Dort ließ ich meinen Tränen freien Lauf und dachte an meine Großmutter und daran, dass ich sie nie wiedersehen würde. Auf einmal fing die Glühbirne in der Küche an zu zischen. Ich weiß nicht, wie lange das dauerte (vielleicht dreißig Sekunden?), aber es erschien mir lange. Verblüfft starrte ich die Glühbirne an, und da spürte ich die Gegenwart meiner Großmutter. Es ist schwer zu erklären, weil es eine innere Empfindung war, die aber mit dem Raum (der Küche) in Verbindung stand. Ich könnte nicht erklären warum, aber ich wusste, dass meine Großmutter da war. Nicht schwach und krank wie in den letzten Wochen vor ihrem Tod, sondern kraftvoll und in der Blüte ihres Lebens. Sie teilte mir auch etwas mit (telepathisch?). Auf jeden Fall nicht mit Worten, sondern durch eine Art ›direkte innere Kommunikation‹, ungefähr so: ›Weine nicht, das Leben geht weiter!‹ Dann war es vorbei, und ich saß wieder allein in der Küche.«

In den Berichten finden wir eine breite Palette von NTK, die sich durch physikalische Phänomene ausdrücken:

»Es geschah vor achtzehn Jahren, ich fing gerade mein Psychologiestudium an. Es war am Abend vor Semesterbeginn. Ich saß auf meinem Bett, den Schreibblock auf dem Schoß, und fügte Randstreifen ein, damit ich während des Unterrichts keine Zeit damit verlöre. Da hörte ich ein merkwürdiges Geräusch hinter mir. Ich drehe mich um und sehe, wie sich die Schublade öffnet, in der die Uhr meines verstorbenen Großvaters liegt. Ich war sehr verdutzt. Ich bin aus dem Zimmer gelaufen, und ein kalter Luftzug ging wie durch mich hindurch. Ich verstand: ›Nein, du hast nichts zu befürchten.‹ Seitdem habe ich keinen Zweifel mehr, dass es ein Leben nach dem Tod gibt.«

Eine Mikrowelle ist das Requisit des folgenden NTK:

»Eines Abends, als ich sehr spät noch in der Küche war, schaltete sich die Mikrowelle ein. Ich wusste sofort, dass meine Mutter dahinter steckte, die sechs Monate zuvor gestorben war. Ich hatte große Angst und spürte eine Art Druck, der sich auf meinen Oberkörper legte. Ich lief schreiend aus der Küche … Dann geschah nichts weiter bis zum nächsten Tag, an dem meine Schwestern kamen, denen ich von meinem Erlebnis erzählte. Ich sagte zu ihnen, ich wüsste, dass es unsere Mutter sei, aber ich hätte große Angst. In diesem Moment schaltete sich die Mikrowelle schon wieder an. Ich war froh, dass meine Schwestern dabei waren. Meine Schwester Caroline fragte: ›Bist du das, Mama?‹ Da sprang die Mikrowelle wieder an. Wir standen ein paar Sekunden wie angewurzelt davor, dann fragte Caroline noch einmal: ›Mama, wenn du es bist, mach das nochmal.‹ Und das Gerät schaltete sich als Antwort auf ihre Bitte wieder an. Dieses Vorfall hat uns irgendwie bewiesen, dass es nach dem Tod des Körpers noch etwas gibt, denn unsere Mutter hatte es uns gerade demonstriert (meine Mutter glaubte selbst ganz fest daran). Ich muss gestehen, dass ich von da an abends sehr oft den Stecker der Mikrowelle zog. Ich hatte Angst, und ich bat meine Mutter, sich in dieser Form nicht mehr zu manifestieren. ›Ich weiß sehr gut, dass du immer bei uns bist, sagte ich zu ihr, ich kann es spüren‹.«

Auch Fernsehgeräte scheinen beliebte Transmissionsmedien zu sein:

»Mein einziger Sohn starb mit fünfundzwanzig Jahren durch einen Unfall. Noch Monate nach seinem Tod stand ich häufig nachts auf, weil ich nicht schlafen konnte und ständig wach wurde. Eines Nachts stand ich gegen ein Uhr auf, um ein Glas Wasser zu trinken. Mein Mann schlief schon, alles war wie immer, es war still im Haus. Eine Stunde später werde ich erneut wach und stehe auf, und da höre ich, dass der Fernseher läuft. Wie hat er sich von alleine angeschaltet? Gibt es dafür eine wissenschaftliche Erklärung? Sehr seltsam. Niemand außer mir ist damals aufgestanden … Ich habe laut gelacht, weil ich überzeugt davon war, dass mein verstorbener Sohn ihn angeschaltet hatte, und ich sagte zu ihm: ›Danke, mein Engel.‹«

»Ein paar Monate nach dem Tod meiner Mutter ging nachts der Fernseher von alleine an. Das passierte nicht jede Nacht und auch nicht immer zur selben Zeit (aber immer bei Nacht). Es gab keinen Timer an dem Gerät und auch keine automatische Schaltuhr. Es passierte innerhalb eines Monats fünf oder sechs Mal.«

»Es geschah circa neun Monate nach dem unerwarteten Tod meiner Mutter. Als ich einmal mit meinem Mann und meinen Kindern bei meinem Vater übernachtete, musste ich aufstehen, um für meinen damals zwanzig Monate alten Sohn ein Fläschchen zu machen. Danach legte ich mich wieder hin und hörte in der Mauer ganz deutlich ein Klopfen. Als würde jemand mit der Faust gegen die Wand schlagen... Ich versuchte, einen vernünftigen Grund für das Geräusch zu finden, aber es war mir einfach nicht möglich. Im Zimmer stand außerdem ein Fernseher im Stand-by-Modus, und der Einschaltknopf fing an zu blinken. In diesem Moment musste ich natürlich an meine Mutter denken, denn ich hatte sie häufig gebeten, mir Zeichen zu schicken ..., nur bekam ich es jetzt mit der Angst zu tun und bat sie, das lieber nicht nachts zu tun.«

Welches Element ist es, das die simple Fehlfunktion eines mechanischen oder elektrischen Geräts in ein für die Empfänger bedeutsames Ereignis verwandelt? Wir haben es ständig mit Geräten zu tun, die nicht funktionieren und die wir durch ein neueres Modell ersetzen, ohne einen weiteren Gedanken daran zu verschwenden, oder wir hören nachts Geräusche, die wir nicht recht zuordnen können, denen wir jedoch keine große Bedeutung beimessen, um nur diese beiden Fälle zu nennen. Das sind die kleinen Irritationen des Alltags, und doch werden sie manchmal von Menschen mit einer tieferen Bedeutung ausgestattet und als Zeichen, gelegentlich als Warnung, oder auch als Botschaft der Liebe aus dem Jenseits interpretiert. Woher kommt diese innere Gewissheit? Offenbar sind es die mit den doch recht banalen Ereignissen verbundenen *Gefühle*, die ihnen ihre Bedeutung verleihen. Die Empfänger spüren die Gegenwart eines verstorbenen Angehörigen oder Freundes, nehmen dessen *Absicht* wahr und deuten sie als einen Ausdruck seiner Liebe und seines Willens, sie in ihrem Schmerz zu trösten.

Die folgende Geschichte beschreibt die Fehlfunktion eines Torflügels, die auf einmal eine unerwartete Dimension annimmt. Unsere

Teilnehmerin bezeichnet als »Energiefluss«, was andere vielleicht »eine Wesenheit« nennen würden, welche das Ereignis in eine bedeutsame Botschaft verwandelt, die imstande ist, ihr ganzes Leben zu beeinflussen:

»Ein Sommernachmittag. Ungefähr um 17 Uhr besucht mich mein Freund, mit dem ich seit Jahren eine stürmische Beziehung führe (und der nicht mehr bei mir wohnt), weil er zum x-ten Male alles ausdiskutieren will. Dieser Mensch gehört im Grunde nicht mehr in mein Leben, aber er weigert sich, einen Schlussstrich zu ziehen, und das macht für mich die Situation so quälend. Wir sitzen bei mir im Hof. Als er zu gehen beschließt, sind ungefähr zwanzig Minuten vergangen. Das Wetter ist warm und sonnig, es geht kein Wind an jenem Tag, nicht das leiseste Lüftchen. Er steigt also in seinen Wagen, öffnet das Fenster auf der Fahrerseite und wir unterhalten uns weiter. Er fährt im Schritttempo neben mir her. Das Hoftor liegt vor uns, es besteht aus Holz. Der linke Flügel ist geschlossen, der rechte ist offen und mit einem dicken Seil an einem Zypressenstamm befestigt, das heißt, es ist mehrfach um den Baum geschlungen und mit einem Seemannsknoten gesichert. Ich möchte noch einmal betonen, dass ich zwar in einer windigen Region im Südosten Frankreichs lebe, aber an jenem Tag nicht das geringste Lüftchen ging. Die Sonne schien, und es war ziemlich schwül. Als sich der Wagen ein paar Schritte vor dem Tor befindet, reißt sich der rechte Flügel plötzlich los und knallt so heftig zu, dass er mit einem Höllenlärm über den Torstopper schrappt. Wir sind beide sprachlos. Mein Ex-Freund lacht nervös und fragt mich entgeistert, was das denn gerade gewesen sei. Ich kann keine logische Erklärung liefern, denn das Einzige, was das Phänomen erklären könnte, wäre ein starker Windstoß. Aber den gab es nicht. Genau in diesem Moment nehme ich eine seltsame Atmosphäre wahr. Es ist wie ein Energiefluss, der uns mit großer Geschwindigkeit umkreist. Dann hört es wieder auf. Alles beruhigt sich, und er fährt nach Hause, nachdem er mit großer Mühe den rechten Torflügel wieder neben den Türstopper auf die richtige Seite gezogen hat. Ich glaube, dass meine Großmutter, die damals seit etwa zwanzig Jahren tot war, meinem Ex-Freund an jenem Tag demonstrieren wollte, dass er bei mir nicht mehr willkommen war. Meine Großmutter war eine starke Frau, die unter den Männern in ihrem Leben sehr gelitten hat. Ich kannte sie nicht gut, weil sie von uns ging, als ich erst fünfzehn war. Paradoxerweise habe ich mich ihr in meinem Erwachsenenleben nie so nahe gefühlt [wie an jenem Tag]. Mein Ex-Freund war ein gestörter, toxischer Mensch, und ich betrachte das, was mit dem Tor passiert ist, als ein Eingreifen meiner Großmutter zu meinem Schutz. Ein Zeichen, das mir sagt, ich soll ihn nicht mehr in mein Leben hineinlassen, und ihm bedeutet, dass er endgültig gehen soll.«

NTK im Zusammenhang mit einem Telefon oder Computer kommen relativ häufig vor. Dabei stellen die Empfänger fest, dass ihr Handy offenbar nicht richtig funktioniert, bevor der Telefonkontakt zustande kommt. Manchmal klingelt das Festnetz- oder Mobiltelefon, und wenn der Empfänger dann abhebt, hört er die Stimme des Verstorbenen, der ihm etwas mitteilt. Es kann sogar zu einem regelrechten Gespräch zwischen beiden Seiten kommen. Besonders bemerkenswert an dieser Art von Kontakt ist ein konkreter Aspekt: das Klingeln des Telefons.

Manchmal entsteht auch eine indirekte Form von Kommunikation. So ruft beispielsweise jemand bei einer Firma oder Behörde an, und wenn er oder sie die Durchwahl zur Nebenstelle wählt und sich die Warteschleifenmusik einschaltet, wird diese Musik durch die Stimme des Verstorbenen unterbrochen, die eine Nachricht übermittelt. Danach setzt die Wartemusik wieder ein.

Relativ häufig werden auch Fotografien erwähnt, die auf unerklärliche Weise auf einem Handy-Display erscheinen.

Die folgenden Kontakte kamen mithilfe eines Mobiltelefons zustande.

»Ich habe meinen Papa am 8. August 2017 durch ein Krebsleiden verloren. Ich habe ihn bis zum Schluss begleitet. Ich stand ihm nahe. Einige Tage nach der Trauerfeier und der Einäscherung sprach ich am Telefon (Handy) mit meiner Tante. Als ich das Haus meines Vaters betrat, wurde das Gespräch auf einmal unterbrochen. Es pfiff und knisterte sehr laut in der Leitung, etwa drei, vier Minuten lang. Ich konnte meine Tante nicht mehr verstehen. Dann brach das Pfeifen und Knistern ab, und man hörte im Telefon ein lautes, schnelles Atemgeräusch. Ich fragte, wer denn in der Leitung sei, aber es kam keine Antwort, nur dieser Atem, der immer wieder neu einsetzte. Ich kannte diesen Atem, weil mein Vater ein paar Tage vor seinem Tod so stoßartig, hart und schnell geatmet hatte. Ich fühlte mich von dem Atem angezogen, war aber auch erschrocken. Ich wollte nicht auflegen, obwohl ich zitterte, also zog ich die Vorhänge auf, weil es im Haus so dämmrig war, und da hörte es auf. Das Gespräch mit meiner Tante wurde wieder flüssig. Meine Tante wiederum hatte ein Pfeifen und plätscherndes Wasser gehört (die Asche meines Vaters war zwei Tage zuvor im Meer verstreut worden). Ich habe seitdem sehr viel an diese Sache gedacht.«

»Eines Nachts klingelt mein Handy. Ich vermute, dass meine jüngste Tochter mich anruft, die mir die Ergebnisse ihrer Abiturprüfungen durchgeben will. Ich stehe auf und greife nach dem Gerät. Ich sage ›Hallo‹, und denke dabei an meine jüngste Tochter. Da höre ich die Stimme meiner verstorbenen Mutter: ›Es geht mir sehr gut, meine Kleine.‹ Ich bin so verdutzt, dass mein Herz einen Schlag aussetzt. Ich antworte: ›Mama! Wo bist du denn?‹. Keine Antwort. Ich muss mich aufs Bett legen. Mein Herz klopft mir bis zum Hals. An Schlaf ist nicht mehr zu denken. Meine Mutter war zwei Jahre davor gestorben.«

»Meine Mutter starb unerwartet am 25. Januar 2005. Ein paar Tage nach Neujahr 2006 war ich bei meiner Schwester (in unserem Elternhaus) im Wohnzimmer, zusammen mit meiner Schwester und meinem Schwager, als ich merkte, dass auf meiner Mailbox eine Nachricht eingegangen war. Als ich sie abhören wollte, war da nichts. Ich versuchte es immer wieder vergeblich, dann schaltete ich – ich weiß nicht warum – mit der entsprechenden Taste die Lautsprecherfunktion ein, und wir hörten eine ›ferne‹ Stimme, die wie die meiner Mutter klang, wenn ihr die Stimme versagte. Sie sprach sehr langsam und deutlich: »Ein gu...tes neu...es Jahr ... der gan...zen Fa...milie ... von .... Malou.« Wir saßen da wie versteinert, denn es war wirklich die Stimme unserer Mutter. Ich ließ meine Brüder und meinen Vater die Nachricht abhören, und sie wurden alle blass, als sie sie hörten, und waren sprachlos vor Staunen.«

»Ein Gefühl von Kälte im Körper, vor allem an den Unterarmen und Schultern. Im Zimmer wird es plötzlich sehr kalt und eine Gegenwart ist zu spüren. Dann leuchtet das Handydisplay auf, obwohl das Telefon ausgeschaltet ist. Ich habe gespürt, dass es meine Mutter ist. Ich sage: ›Danke, dass du da bist‹, und fühle mich wie beruhigt und beschützt.«

»Es handelt sich um meinen Sohn, der sich entschieden hat, mit einundzwanzig diese Erde zu verlassen. Drei Wochen nach seinem Tod erhielt ich einen Telefonanruf auf einem Handy OHNE SIM-KARTE. Ich wusste, dass er mir Lebewohl sagte.«

Der folgende lange Bericht beschreibt ein ganzes Szenario, das erst einmal ›arrangiert‹ werden musste, bevor der Kontakt stattfinden konnte:

»Ich habe einen alten Herrn in seiner letzten Lebensphase begleitet, mit dem sich eine freundschaftliche, vertrauensvolle Beziehung entwickelt hatte. Als ich ihn eines Tages besuchen wollte, war er gerade verstorben. Ich war natürlich traurig, aber vor allem dachte ich in diesem Moment mit dem größten Bedauern: ›Mein Gott, ich hätte mich so gern von ihm verabschiedet! Er ist gegangen, ohne dass ich ihm Lebewohl sagen konnte!‹ Einige Tage später fand die Trauerfeier statt, an der ich gern teilnehmen wollte. Während ich mich zum Gehen fertig machte, plagte mich die Frage, ob ich mein Handy mitnehmen sollte oder nicht. Ich grübelte regelrecht darüber nach, das weiß ich noch, ich überlegte hin und her: ›Ich nehme es mit, oder nein, ich nehme es lieber nicht mit.‹ Dieses Hin und Her war umso merkwürdiger, als ich niemals, aber wirklich niemals ein Handy zu einer Beerdigung mitnehme! Selbst wenn es ausgeschaltet ist, habe ich viel zu viel Angst, dass es mitten in der Feier zu klingeln anfängt, also hätte mir diese Frage gar nicht in den Sinn kommen dürfen! Am Ende entscheide ich mich doch dafür und schiebe es in meine Tasche, natürlich ausgeschaltet (Ich erinnere mich daran, dass ich mich vergewissert habe, dass es auch wirklich aus war.). Ich will es im Auto im Handschuhfach lassen. Als ich dann aber zum Wagen ging, ließ ich es doch in meiner Tasche und dachte nicht mehr daran, denn durch all das Nachgrübeln war ich unter Zeitdruck geraten. Bevor ich den Sarg segne, gehe ich zur Familie, begrüße und umarme sie, dann trete ich an den Sarg, der Mitarbeiter des Bestattungsinstituts reicht mit den Weihwedel und genau in diesem Moment, als ich den Arm heben will, um den Sarg zu segnen, höre ich ein Pling auf meinem Handy, als hätte ich eine Nachricht erhalten. Ich denke: ›Ach du Schreck, mein Handy!!!‹, und beeile mich, auf meinen Platz zu kommen. Ich hole verstohlen mein Handy hervor, um es auszuschalten, damit die Zeremonie nicht gestört wird, aber das Handy ist bereits aus!!! Worte können kaum wiedergeben, was an jenem Tag passiert ist, aber das Gefühl, das meine Seele und mein Innerstes bewegt, hat mich davon überzeugt, dass der alte Herr, den ich so mochte, mir in jenem Augenblick das gesagt hat, was ich ihm so gern gesagt hätte: ›Auf Wiedersehen und danke.‹ Ich musste unwillkürlich lächeln und fühlte mich danach innerlich zufrieden.«

Mobiltelefone spielen auch bei den folgenden NTK eine wichtige Rolle:

»Als mein Vater starb, war ich bei ihm. Eine Stunde später spielte mein Telefon verrückt, es vibrierte ununterbrochen in meiner Hand und ließ sich nicht mehr ausschalten.«

»Elf Tage nach dem Tod meines Mannes hört man am Ende einer Nachricht auf meinem Anrufbeantworter deutlich die Stimme meines Mannes, der meinen Vornamen flüstert.«

»Am Tag, nachdem mein Mann starb, wurde mir bewusst, dass ich seine Stimme nie aufgenommen habe – und mir fällt sein Handy ein, auf dem er einen Ansagetext mit seinem Namen aufgesprochen hat. Ich zeichne den Text also auf, und beim Anhören erkennt man deutlich seine Stimme, die mich mit dem Kosenamen anspricht, den er mir gegeben hat.«

In den folgenden Berichten ist von Fotografien die Rede, die auf unerklärliche Weise auf Mobiltelefonen auftauchen:

»Mein Vater starb im Juni 2016. Im Mai 2017 gratulierte ich meiner Stiefmutter (der Frau meines Vaters) zum Geburtstag. An meinen Vater dachte ich dabei nicht. Am Vormittag schrieb ich meiner Stiefmutter eine SMS. Ich war ausgeruht, nicht traurig, und ganz im Hier und Jetzt, konzentriert auf diesen Geburtstag. Ich schicke also meine Geburtstags-SMS an meine Stiefmutter; und als ich sie gerade absenden will, erscheint ganz kurz ein mir unbekanntes Foto von meinem Vater auf dem Handy und verschwindet gleich wieder. Ich besitze sehr wenige Fotos von ihm. Er sah fröhlich aus, es schien ihm gut zu gehen, er aß einen Teller Nudeln. Das Foto war von vorne und ganz aus der Nähe aufgenommen. Ich vermute einen Virus und schicke noch eine SMS an meine Stiefmutter, in der ich schreibe, dass ich es ›drollig‹ finde, dass just in dem Augenblick, in dem ich ihr eine SMS schicke, ein Foto auftaucht, das sie mir geschickt hat (das nehme ich an, weil ich von ihr oft Fotos von meinem Vater während seiner Rekonvaleszenz bekam). Sie antwortet, dass sie nicht weiß, wovon ich rede, und bittet mich, ihr das Foto zu schicken. Es ist aber nirgendwo zu finden, dabei hätte es doch in der Galerie oder im Nachrichtenverlauf der SMS an meine Stiefmutter sein müssen. Ich habe überall gesucht. Ich bin mir absolut sicher, dass ich dieses Foto gesehen habe.«

»Nachdem ich mit dem Handy vier Fotos von meinem Auto gemacht hatte, merkte ich beim Anschauen, dass in einem von ihnen jemand im Auto saß. Ich sah sie mir genauer an und erkannte das Gesicht meines Vaters hinter dem Steuer. Er schien zu lächeln, wie durch eine feinen Nebel hindurch. Mein Vater starb Ende Dezember 2017 im Alter von achtzig Jahren. Er liebte Autos sehr, sie waren seine Leidenschaft. Sein Gesicht sah aus wie damals, als er uns so unerwartet verließ.«

»Mein Vater hat mir viele Beweise für seinen ›Nicht-Tod‹ gegeben. ... Wenn ich mich für einen entscheiden muss, dann nehme ich das Foto: Ich befinde mich in einem bewirtschafteten Bauernhof in Belgien, das Wetter ist schön, wir essen draußen. Ich finde den Ort und das Gebäude sehr hübsch und mache Fotos. Am nächsten Tag sehe ich sie mir zu Hause an und entdecke auf einem von ihnen mein Spiegelbild in der Fensterscheibe. Ich werde stutzig, zoome das Bild heran und neben mir ist noch ein Spiegelbild. Ich bin mir unsicher, ich bitte meinen Mann, mir zu sagen, was er sieht, und er sagt: ›Das ist er ..., ich erkenne ihn gut, er trägt seine Sonnenbrille, das ist das gleiche Modell!‹ Als ich das Foto aufgenommen hatte, war ich allein, niemand stand neben mir. Von allen Manifestationen, die ich erlebt habe, ist diese für mich die unglaublichste ... Was für ein schönes Geschenk er mir damit gemacht hat!«

Eine Künstlerin berichtet, wie sich zu ihrer großen Verwunderung eine Fotografie in eines ihrer Gemälde eingeschlichen hat:

»Vor sieben Monaten, im allerletzten Gespräch mit meinem verstorbenen Vater, wünschte er sich, dass ich ihm ein Bild mit Resin male, einem sehr flüssigen Material, dass nur eine abstrakte Malweise zulässt. Er starb, bevor ich das tun konnte. Nach zahlreichen NTK – bei einem von ihnen rief mein Telefon mitten in der Nacht selbstständig bei meinem Kunstharzhändler an – machte ich mich ans Werk. Nach drei Tagen Arbeit an dem Bild, das meinem verstorbenen Vater gewidmet war, war es aus meiner Sicht fertig. Ich stellte es auf und trat zurück, um es als Ganzes zu betrachten und zu überlegen, wo ich die Signatur anbringen sollte. Nach ein paar Schritten rückwärts traute ich meinen Augen nicht ... In dem Bild war das Porträt meines Vaters; und zwar nicht irgendein Porträt, sondern ein ganz bestimmtes Foto, das er als Profilbild auf seinen E-Mails verwendete, ein Foto, das ich bei mir trug. Als wäre es unter das Harz geschlüpft. Das Bild wurde gerahmt, und ich wusste, dass ich es unbedingt behalten musste. Ich habe es bei mir zu Hause aufgehängt. Mein Mann, meine Kinder, alle meine Angehörigen, die meinen Vater kannten, sahen ihn regelmäßig [in dem Bild].«

Und hier noch eine Beschreibung eines NTK, der über einen Computer zustande kam:

> »Nach dem Tod eines meiner Neffen bat ich ihn, mir ein Zeichen zu geben, und erhielt dieses Zeichen fast umgehend durch meinen Computer, bei dem sich die Buchstaben veränderten: Größe, Farbe, Kursivierung, alles anders, ohne dass ich irgendetwas dazu getan hätte.«

NTK als Schutz und Warnung treten in Krisen oder unmittelbar bedrohlichen Situationen auf und haben zur Folge, dass zum Beispiel ein Unfall, ein Brand, eine Gewalttat, Tod durch Ertrinken oder ähnliches abgewendet wird. Sie ereignen sich nicht erst, wenn die betroffene Person die drohende Gefahr bereits erkannt hat. Ein Mensch, der begriffen hat, dass sein Haus brennt und eilig nach einem Feuerlöscher sucht oder die Feuerwehr ruft, wird keinen solchen Kontakt erleben. Schützende NTK dienen nicht dazu, eine Krisensituation in den Griff zu bekommen, sondern davon Kenntnis zu nehmen. Mehrfach wurde von Fällen berichtet, in denen kleine Kinder dank der Warnung durch einen wie auch immer gearteten NTK in letzter Sekunde gerettet werden konnten. Manchmal sind auch bisher nicht diagnostizierte gesundheitliche Probleme Auslöser für einen NTK.

Hier ein Beispiel für einen schützenden NTK:

> »Ich überquerte eine Straße, ohne aufzupassen, wahrscheinlich war ich durch Tagträumereien abgelenkt. Ich spürte, wie eine Hand mich zurückzog, kurz bevor ein Fahrzeug mich anfuhr. Ich schätze, dass es die Hand meines Mannes war, der ein Jahr davor gestorben ist.«

Manchmal reicht eine Warnung nicht aus, und ein zweites Eingreifen wird nötig:

»Mehrere Jahre nach dem Tod meiner Mutter träume ich eines Nachts von ihr. Sie ist sehr präsent, ich fühle sie in meiner Nähe. Sie ist spürbar bekümmert und sagt mir, dass sie sich Sorgen um mich macht, weil sie fürchtet, ich könne einen Motorradunfall haben (ich bin in der Regel mit dem Motorrad oder dem Auto unterwegs). Ich antworte, dass ich vorsichtig fahre (was auch der Fall ist, in vierzig Jahren mit dem Zweirad keinen Unfall). Aber sie besteht darauf, dass sie trotz meiner Antwort besorgt ist. An diesem Punkt hört der Kontakt auf. Ein paar Tage später muss ich morgens zu einem beruflichen Termin, was mich dazu bringt, eine ungewohnte Strecke zu nehmen. Ich laufe zu der fünf Minuten entfernten Parkgarage, in der mein Motorrad und mein Auto abgestellt sind. Dort merke ich, dass mir ein Fehler unterlaufen ist und ich aus Versehen die Autoschlüssel statt der Motorradschlüssel eingesteckt habe (das war noch nie vorgekommen). Ich muss also wieder nach Hause und nochmal zur Parkgarage laufen, wodurch ich insgesamt zehn Minuten verliere. Dann fahre ich los und komme nach einigen Kilometern an eine sehr gefährliche Kreuzung, an der durch einen schweren Verkehrsunfall die Straße blockiert ist. Dieser Unfall ist zweifellos ungefähr zehn Minuten vorher passiert, die zehn Minuten, die ich verloren habe, weil ich den richtigen Schlüssel holen musste. An jenem Morgen habe ich die Gegenwart meiner Mutter nicht wahrgenommen, aber ich bin mir sicher, dass sie meine Zerstreutheit verursacht hat, um mich aufzuhalten und mir das Leben zu retten.«

Unser nächster Zeuge erhielt zwei Warnungen von seinem verstorbenen Großvater, eine davon ausgesprochen bedeutsam. Er berichtet, dass er bei diesen Begegnungen kurzfristig seinen Körper verlassen hat. Der anfangs skeptische Mann konnte sehr schnell feststellen, dass sich die Informationen, die er erhielt, bewahrheiteten:

»Ich verlor meinen Großvater im Dezember 2009. Ich stand ihm sehr nahe, und sein Tod hat mich aus der Bahn geworfen. Ich war in ein neues Haus umgezogen, das er nie zu sehen bekam, weil er am Abend vor der geplanten Besichtigung ins Krankenhaus eingeliefert wurde. Er kannte mein neues Haus überhaupt nicht (das ist für das Folgende von Bedeutung). Fünf Tage nach seinem Tod wurde ich im Schlaf von meinem Großvater besucht, er war an einem herrlichen, unbeschreiblich schönen Ort voller Liebe und Wohlgefühl. Er wolle mit mir in Verbindung treten, meinte er, um mir bei meiner Trauer beizustehen und um mir zu helfen, eine außersinnliche Gabe zu entwickeln. Aber darum geht es hier nicht. Da ich von Natur aus ein Skeptiker bin und zu träumen glaubte, verlangte ich von ihm Beweise für seine reale Anwesenheit und die Echtheit unseres, gelinde gesagt, ungewöhnlichen Gesprächs. Er lächelte und sagte in amüsiertem Ton, ich solle auf meinen Heizkessel achtgeben, ein Rohr sei nicht kälteisoliert, und ich müsse aufpassen, dass im Winter daraus keine Probleme entständen. (Mein Großvater war Heizungstechniker). Als ich aufwachte, begriff ich, dass ich nicht geträumt hatte, denn ich konnte mich an jede Einzelheit unseres Gesprächs erinnern. Ich unterscheide klar zwischen einer echten Erinnerung wie die an unser Gespräch und der vagen Erinnerungen an einen Traum, die sich mit der Zeit verflüchtigt. Immer noch skeptisch, beschließe ich, einen Blick auf meinen Heizkessel zu werfen, den ich bisher noch nicht überprüft habe. Ich muss mich auf den Garagenboden legen, um unter den Warmwasserspeicher schauen zu können, und stelle fest, dass bei einem der Wasserrohre die Isolierschicht fehlt. Ich bin schockiert, weil mir plötzlich aufgeht, dass ich tatsächlich mit meinem Großvater gesprochen habe. Ich hatte mir wirklich noch nie den Heizkessel von unten angesehen und konnte deshalb ausschließen, dass ich mir diese Begegnung aus Erinnerungen zusammengestückelt habe.«

> [Bei einem anderen Kontakt:] »Er unterbrach unseren Dialog jäh, um mir zu sagen, dass ich zu meinem (drei Monate alten) Sohn, der im Nebenzimmer schlief, eilen sollte, weil er einen Gegenstand im Mund hätte und zu ersticken drohte. Ich kehrte sofort in meinen Körper zurück. Ich weckte meine Frau, um die Information an sie weiterzugeben (von den Begegnungen mit meinem Großvater hatte ich ihr bis dahin nichts erzählt). Wir sahen gemeinsam nach unserem Sohn, der tatsächlich ein Stückchen von dem Mobile im Mund hatte, das normalerweise über ihm hing. Es steckte in seinem Mund, und er hätte ersticken können.«

Die folgende Erfahrung legt – wie alle schützenden NTK – die Vermutung nahe, dass unsere verstorbenen Bezugspersonen ständig über uns wachen und in kritischen Situationen intervenieren, um uns vor potenziellen oder akut drohenden Gefahren zu warnen. Einer unserer Teilnehmerinnen, die beim Tod ihrer Großmutter noch ein kleines Kind gewesen war und sie deshalb kaum kannte, blieb durch deren Eingreifen vermutlich ein Unglück erspart:

> »Vor fünf Jahren arbeitete ich in einer Werkstatt für Steinbearbeitung. Es war Freitagabend, und ich war verantwortlich für das Zuschneiden von mehreren Blockelementen aus Stein, die zu einer Baustelle gebracht werden sollten, damit am Montag der Betrieb aufgenommen werden konnte. Mein Kunde setzte mich sehr unter Druck, weil die Bestellung unbedingt vor dem Wochenende erledigt sein sollte. Damit es noch schneller ging, beschloss ich, statt des kleinen den große Trennschleifer zu nehmen (ich bin nicht sehr kräftig gebaut, und für meinen weiblichen Körperbau sind manche Werkzeuge nicht besonders geeignet). Damit ich noch schneller vorankomme, lege ich mir die Steine nicht erst auf der Arbeitsplatte zurecht, sondern bearbeite sie da, wo sie sind, an Ort und Stelle, auf ihrer Palette auf dem Fußboden. Das ist eine ziemlich unbequeme Haltung für

> mich, denn ich halte eine Maschine in den Händen, die so stark vibriert, dass sie mich jedes Mal, wenn sie anspringt, ein Stückchen zurückwirft. Dazu der Stress durch den Zeitdruck und die körperlichen Anstrengungen der zurückliegenden Woche. Es ist sehr heiß, in der Luft liegt extrem viel Staub, der freie Teil meines Gesichts und meine Haare sind weiß bepudert, so wie meine gesamte Werkstatt. Man sieht keinen Meter weit. In diesem Moment empfange ich sehr deutlich eine Botschaft meiner Großmutter mütterlicherseits, die starb, als ich zwei Jahre alt war (ich habe keine bewusste Erinnerung an sie). Durch diese Botschaft wird mir unmissverständlich mitgeteilt (es war verblüffend!), dass ich den Trennschleifer aus der Hand legen solle. Ich solle mich beruhigen, sagt die Botschaft, und wenn die Bestellung nicht fertig werde, sei das nicht schlimm. Wie hätte ich in diesem Augenblick an meine Großmutter denken sollen, die ich nicht einmal gekannt habe? Für mich war die Botschaft so eindeutig, dass ich auf der Stelle den Trennschleifer weglegte, die Atemmaske, die Handschuhe und meinen Gehörschutz abnahm und mich eine Weile hinsetzte. Ich war wie vor den Kopf geschlagen. Wie ein Kind, das eine Dummheit gemacht hat und einen kleinen Klaps auf den Hinterkopf bekommt, damit es wieder spurt. Ich kannte meine Großmutter nicht und habe deshalb nie um sie getrauert. Die Botschaft war auditiv, würde ich sagen, jedenfalls habe ich sie im Kopf gehört. Mit all dem Lärm um mich herum war es, als nähme ich sie in meinem Kopf wahr. Ein bisschen so, wie wenn einem Gedanken kommen, nur dass sie eben nicht von mir kamen.«

Beim nächsten NTK wurde durch eine Warnung möglicherweise ein Autounfall vermieden:

> »21 Uhr, am Ende eines Arbeitstages, auf einer Landstraße im Winter, tiefe Dunkelheit, kein Radio. Plötzlich höre ich

an meinem linken Ohr eine Stimme, die sehr ruhig zu mir sagt: ›Achtung, mein Mädchen, rechts.‹ Ich fuhr nicht sehr schnell, aber ich trat doch automatisch auf die Bremse, und zwanzig Meter weiter liefen zwei große schwarze Kühe von rechts nach links über die Straße. Sie waren schwarz wie die Nacht, ich konnte sie fast nicht erkennen. Ich kann nicht erklären, warum ich weiß, dass das mein Vater war, der ein paar Monate zuvor gestorben war? Ich weiß es einfach! Mir kamen die Tränen. Ich hatte ihn kurz nach seinem Tod immer in meiner Nähe wahrgenommen, und das hat mir bei meiner Trauer wirklich sehr geholfen, denn für mich ist er nur auf einer anderen Ebene. Ich habe ihm von Herzen gedankt.«

Im folgenden Fall war es nicht der Autounfall, der durch den schützenden NTK verhindert wurde, sondern dessen möglicherweise schwerwiegende Folgen:

»Mein Vater starb im April 2005. Im Monat darauf wurde ich achtzehn, bekam den Führerschein und kaufte mein erstes Auto. Knapp eine Woche nach dem Kauf meines Autos (Anfang Juni 2005) hatte ich einen schweren Unfall. Als das Fahrzeug wie wild schlingerte, weil ich die Kontrolle verloren hatte, spürte und sah ich zwei Hände, die von vorn kräftig gegen meinen Brustkorb drückten und mich an den Fahrersitz pressten, während das Auto sich überschlug und auf seiner linken Seite über die Straße rutschte. Das waren die Hände meines Vaters. Das Gefühl kann ich auch vierzehn Jahre danach noch abrufen: Die raue Haut, seine breiten Finger, die großen Hände. Ich kam bei diesem Unfall mit dem Schrecken davon, es blieb nur eine lange Narbe auf der linken Wange zurück (die Scheiben zersplitterten beim Aufprall), aber abgesehen davon nicht ein Bluterguss (keine Prellung durch den Sicherheitsgurt, kein steifer Nacken, kein Schleudertrauma – zur großen Verwunderung der Sanitäter und Ärzte, die mich nach dem Unfall untersuchten).«

Eine andere Kontaktierte erhielt am Tag der Beerdigung eines Angehörigen gleich zwei Zeichen – eine äußerst nützliche Warnung und eine augenzwinkernde Bestätigung:

»Nach dem brutalen Unfalltod eines Cousins meiner Mutter (Sturz vom Pferd) nahm ich an seiner Beerdigung teil. Während der Trauerfeier redete ich im Geist mit ihm und sagte ihm, dass er tot sei und keine Angst haben müsse, wir seien alle da, um von ihm Abschied zu nehmen. Er sei gestorben, während er seiner großen Leidenschaft nachging. Ich sagte beruhigende und ermutigende Worte zu ihm, und am Ende der Feier fragte ich ihn, ob er das alles verstanden habe, ja oder nein, und wenn ja, solle er nicht zögern und mir ein Zeichen geben. Am späten Nachtmittag fuhr ich mit meinen Eltern zurück. Während der Fahrt war ich in Gedanken versunken, als mich plötzlich eine heftige Gefühlsbewegung überfiel, die mich vor einer Gefahr warnte, und ich sagte zu meinem Vater: »Tritt auf die Bremse, es gibt einen Unfall!« Mein Vater bremste, und die Autos vor uns krachten alle ineinander, es kam zu einem großen Auffahrunfall. Wir fuhren weiter, und auf der Hälfte der Strecke – ich war im Auto eingedöst – beschlossen meine Eltern, eine Pause zu machen. Mein Vater stellte den Motor aus und schloss das Auto ab. Ich dämmerte vor mich hin, und ungefähr zehn Minuten, nachdem meine Eltern gegangen waren, schaltete sich der CD-Player ein und spielte ›Entre nous‹ [Zwischen dir und mir] von Chimène Badi. Zuerst hatte ich ein bisschen Angst, doch dann begriff ich, dass der Cousin meine Nachricht verstanden hatte, und war beruhigt.«

Der folgende Bericht ist insofern interessant, als die Kontaktierte die Warnung, die sie hörte, nur zum Teil berücksichtigte:

»Vor meinem Autounfall erhielt ich in Gedanken eine Nachricht: Du wirst einen Unfall haben. Der Eindruck war sehr stark. Aufgrund dieser Nachricht habe ich meine Tochter nicht im Auto mitgenommen. Und ich hatte einen sehr schweren Unfall. Hätte ich auf diese leise Stimme gehört … Das Auto hatte einen Totalschaden, und ich war schwer verletzt. Ich weiß nicht, wer mich gewarnt hat.«

Als **praktische NTK** werden Erfahrungen eingestuft, bei denen die Verstorbenen ihren Angehörigen oder Freunden eine konkrete Information zukommen lassen, die sie vorher nicht hatten. Dadurch gehören sie in die Kategorie der beweiskräftigen NTK. Es kann sich um ein Familienstammbuch handeln, um eine Lebensversicherung, die ohne das Wissen der Angehörigen abgeschlossen wurde, um Börsenanlagen, die geheimgehalten wurden, oder um andere Dokumente, die die Hinterbliebenen dringend benötigen. Praktische Kontakte können sich ereignen, wenn der Empfänger verzweifelt nach einem Dokument sucht, das er nicht finden kann, oder im Gegenteil, wenn er nichts vermutet.

Der folgende Erfahrungsbericht ist bemerkenswert, denn unsere Teilnehmerin hatte ihre Wahrnehmung niemandem anvertraut. Ihre Gültigkeit wurde jedoch durch ihren Bruder bestätigt, der von dem Vorfall nichts gewusst hatte:

»Mein Vater und ich waren wie Zwillinge, sehr vertraut miteinander, solange er lebte. Ein paar Tage nach seinem Tod suchten mein Bruder und ich den Fahrzeugschein für sein Auto, das wir am nächsten Tag verkaufen wollten. An der Stelle, wo wir ihn vermuteten, war der Schein nicht zu finden, nämlich in einer Kiste, in der mein Vater alle seine wichtigen Dokumente aufbewahrte. Als wir die Kiste durchstöberten, stieß ich auf einen Ordner mit meinem Namen darauf, in dem mein Vater sorgfältig alles aufbewahrt hatte, was mich betraf. Mich überkam eine Welle von Liebe und Zärtlichkeit, und in diesem Moment passiert es: Ich sehe ihn im Geist vor mir, real und gleichzeitig irreal. Er trägt einen marineblauen Pullover und kratzt sich nervös am Kopf. Dabei sagt er mit lauter Stimme zu mir: ›Ihr sucht am falschen Ort! Der Fahrzeugschein steckt in der Hülle meines Computers.‹ Dann löst sich die Vision auf. Sie machte mir keine Angst, weil er ja nur ein Bild war, vorhanden und doch nicht vorhanden. Aber meine Vernunft siegte, und ich suchte bewusst nicht an der Stelle, die er mir genannt hatte, weil wir uns in der Wohnung meines Bruders befanden, und ich dachte, dass diese Computerhülle meinem Bruder gehören müsse. Warum sollte ein Dokument meines Vaters ausgerechnet in dieser Hülle sein? Ich verlasse die Wohnung, ohne weiter zu suchen. Ein paar Stunden später ruft mich mein Bruder an: ›Ich habe ihn endlich gefunden! Er steckte in seiner Computerhülle!‹ Ich war fassungslos. ›Aber ist das nicht *deine* Hülle?‹ ›Nein, weißt du, er hat sich dieselbe Hülle wie ich gekauft, weil er sie so modisch fand!‹ Ich musste lächeln und habe meinem Vater komplizenhaft zugezwinkert. Ich wusste, dass er mich sah …«

Bei einem **NTK für eine dritte Person** erhält ein Empfänger, der nicht um den wahrgenommenen Verstorbenen trauert oder ihn nicht einmal kennt, eine Nachricht für einen trauernden Hinterbliebenen dieses Verstorbenen. Die Nachrichten, die übermitteln werden sollen, dienen im Allgemeinen dazu, den Adressaten wissen zu lassen, dass der Verstorbene am Leben ist und es ihm gut geht. Es ist nicht immer leicht für die Empfänger, ihren Auftrag zu erfüllen, denn die ihnen übertragene Aufgabe steht in markantem Kontrast zu dem in unserer Gesellschaft akzeptieren Verhalten. Ich denke dabei an den Fall einer Frau, die mir schriftlich von einem NTK berichtete, bei dem sie von ihrem verstorbenen Nachbarn gebeten wurde, der Witwe mitzuteilen, dass es ihm gut ginge und sie nicht mehr so traurig sein solle. Es erschien ihr undenkbar, an der Tür der Nachbarin zu klingeln, die sie kaum kannte, und ihr diese Nachricht zu überbringen. Nach mehreren E-Mails fand die Dame den Mut, ihre Nachbarin aufzusuchen, die ihre Nachricht mit Dankbarkeit und Erleichterung aufnahm.*

Warum kontaktieren Verstorbene die Adressaten ihrer Nachricht nicht direkt? Das wissen wir natürlich nicht, aber wir können vermuten, dass ein direkter Kontakt – aus welchem Grund auch immer – nicht möglich ist und sich der Verstorbene dort manifestiert, wo er wahrgenommen werden kann.

NTK für eine dritte Person geschehen relativ häufig bei plötzlich eintretenden Todesfällen, etwa bei einem Unfall, wenn der Tod unerwartet eintritt und deshalb ein letzter Abschied unmöglich war.

Genau das trifft auf auch den folgenden Bericht zu:

> »Ein Mann, der bei einem Unfall mit einem Lastwagen verstorben war, kam zu mir. Er hatte zu Lebzeiten nicht an diese Art von Manifestation geglaubt, aber er musste nun seiner Frau eine Nachricht übermitteln ... Das war sehr bewegend, besonders für seine Frau. Nachdem er ihr die Nachricht gegeben hatte, sagte sie zu mir, das sei das schönste Geschenk gewesen, das er ihr machen konnte.«

Im folgenden Fall kannte die Befragte die verstorbene Person nicht, die ihr erschien, doch stellte sich bald heraus, dass es sich um eine Verwandte ihres Freundes handelte:

> »Es war in der Zeit, als ich meinen zukünftigen Mann kennengelernt hatte, da fühlte ich eine Wesenheit im Zimmer. Ich war es gewohnt, von Zeit zu Zeit Geister zu hören, deshalb fragte ich: ›Hast du mir etwas zu sagen?‹ Ich hörte eine Stimme, teilweise im Kopf, teilweise als ein Flüstern, die mir sagte, es sei meine zukünftige Schwiegermutter, die vor einem Jahr gestorben war und die ich nie kennengelernt hatte.

---

* Private Korrespondenz, August 2019

Sie sagte, ihrem Mann ginge es nicht gut, das soll ich ihren Sohn (meinem Freund) wissen lassen. Ich antwortete, dass mir das unangenehm sei, weil wir noch nicht lange zusammen waren und er mir nicht glauben würde. Da hieß es, ich solle etwas sagen, was nur ihr Mann wissen könne, sobald mein Freund und ihr Mann von ihrer Reise nach Italien zurückkehrten. Ich sollte sagen, dass ihr Mann ihre Handtasche nach Italien mitgenommen habe, und zwar, weil es die erste Reise ohne sie gewesen war. Eine Woche lang behielt ich das alles für mich, weil mein Freund ein skeptischer Mensch war. Aber dann bestätigte sich alles – sein Vater hatte tatsächlich die Handtasche seiner Mutter mitgenommen und erkrankte innerhalb eines Jahres an Krebs. Mein Mann ist immer noch ein bisschen skeptisch, aber immerhin erzählt er anderen Menschen davon, wie ich diese Botschaft bekam.«

Ein Autounfall war der Auslöser der folgenden Erfahrung:

»Ich erhielt eine Nachricht von einem Freund meines Sohnes, der bei einem Autounfall ums Leben gekommen war. Er bat mich, seiner Mutter zu sagen, sie solle ihm nicht böse sein, er müsse fortgehen, aber er sei glücklich und in Frieden.«

Im schmerzlichen Fall eines Suizids scheinen sich die Verstorbenen manchmal mit einer gewissen Dringlichkeit an eine dritte Person zu wenden, die eine Botschaft an ihre Nächsten übermitteln soll:

»Er hatte das Bedürfnis, zu erklären, warum er diese Tat getan hatte, die nicht hätte tödlich ausgehen sollen, und sich bei seiner Mutter zu entschuldigen.«

»Ich musste ihrem Sohn schreiben, was sie ihm hätte sagen wollen, um ihr Handeln zu erklären.«

Symbolische NTK sind subtile Erfahrungen, die von den Empfängern als Zeichen oder Wink des Verstorbenen gedeutet werden und nur durch ihre Interpretation Bedeutung erhalten. Obwohl es sich um Vorgänge handelt, die von der Umgebung im Allgemeinen als reine Zufälle betrachtet und nicht ernst genommen werden, sind sie für die Empfänger sehr wichtig. Die Palette der symbolischen NTK ist groß. Es kann sich um das anscheinend ungewöhnliche Verhalten eines Tieres handeln, zum Beispiel eines Vogels oder eines Schmetterlings, um Wolken, die sich in Herzform zusammenballen, um einen Sonnenstrahl, der plötzlich einen trüben Tag erhellt, oder um jedes andere Ereignis, das in einem bedeutsamen Moment auftritt und aus Sicht der Trauernden eine Botschaft der Liebe und Fürsorge symbolisiert, die ganz persönlich an sie gerichtet ist.

Unsere Datensammlung enthält nur eine begrenzte Anzahl von symbolischen NTK. Dies liegt möglicherweise daran, dass wir die Befragten gebeten haben, nur *ihren bedeutsamsten NTK* zu schildern, falls sie mehrere erlebt haben sollten. Da 80% der Teilnehmerinnen und Teilnehmer in der Tat mehrere Kontakte erlebten, mussten viele von ihnen eine Wahl treffen. Vielleicht haben sie sich entschieden, den markantesten, also spektakulärsten NTK zu beschreiben, wodurch die sehr subtilen symbolischen NTK eher nicht infrage kamen.

In den zwei folgenden Berichten ist von Schmetterlingen die Rede, ein wiederkehrendes Thema bei symbolischen NTK:

> »Mein Vater starb 2017. Unseres Wissens war er nicht religiös, und er unterstützte meine spirituellen Neigungen nicht. Drei Tage nach seinem Tod fragte ich mich, wo er nun wohl sei, wenn er nicht an Seelen und ein Leben nach dem Tode glaubte. Ich war außerdem beunruhigt, weil wir nicht gerade die beste Vater-Tochter-Beziehung hatten. Früher am Morgen hatte ich auf einem einzelnen Strauch im Garten acht rote Schmetterlinge bemerkt ..., so etwas hatte ich noch nie gesehen. Etwa eine Stunde später las

ich ein spirituelles Buch über die Lebensschau nach dem Tod und dachte wieder an meinen Vater. In diesem Moment flog ein roter Schmetterling in den Wintergarten und setzte sich auf mein Knie. Ich wusste instinktiv, dass das eine Botschaft von meinem Vater war, der mir sagte, dass er ›dort‹ angelangt und alles in bester Ordnung sei. Ich empfand großen Frieden, und nachdem ich mir sicher sein konnte, dass mein Vater jetzt meine Lebensentscheidungen verstand, flog der Schmetterling davon. Die ganze Familie sah in dieser Woche rote Schmetterlinge, und wenn ich einen sehe, der in einem ungewöhnlichen oder bedeutungsvollen Moment meines Lebens auftaucht, denke ich immer noch, dass er es ist.«

»Meine Großmutter starb drei Stunden nachdem ich sie zum letzten Mal im Krankenhaus gesehen hatte. Meine Mutter rief mich an und sagte es mir. Ich hatte gerade Nachtdienst als Rettungswagenfahrer und ging in ein leeres Besprechungszimmer, damit ich ein Weilchen allein sein konnte. Dieser Raum hat keine Fenster. Plötzlich flog ein Schmetterling auf mich zu und landete auf meiner Schulter, wo er eine Zeit lang sitzen blieb. Dann flog er zu einem Bild, das an der Wand hing. Es zeigte den Heimatort von meiner Großmutter und mir. Auf dieses Gemälde setzte sich der Schmetterling. Ich wollte ihn fangen – und das ging auch ganz leicht. Ich nahm ihn einfach von dem Bild herunter, ging in einen anderen Raum und ließ ihn aus dem Fenster fliegen. Es war eine surreale Situation. Es war nicht Sommer und draußen flogen keine Schmetterlinge. Noch nie zuvor hatte sich ein Schmetterling auf meine Schulter gesetzt. Irgendwie ›spürte‹ ich, dass das Erlebnis etwas mit meiner Großmutter zu tun hatte, die ein paar Monate vorher gestorben war.«

Für einen trauernden Vater war der Anblick eines Regenbogens tröstlich, der wie aus dem Nichts erschien und auch von anderen bemerkt wurde:

> »Ich stand im Vorgarten und rauchte eine Zigarette, weil wir im Haus nicht rauchen. Meine Schwiegertochter war bei mir. Ich sprach über das Krankenhaus und sagte, dass ich glaubte, die Schwestern hätten sich nicht richtig um meinen Sohn gekümmert. Ich wurde immer aufgebrachter, als ich an die letzten Lebenswoche meines Sohnes und die – wie mir schien – offensichtlichen Behandlungsfehler dachte. Es war ein sonniger Tag, aber plötzlich fing es an, in Strömen zu gießen, obwohl ich keine Wolke sah und der Himmel immer noch blau war. Dann erschien direkt vor uns auf der Straße ein Regenbogen; er zog sich von der Straße bis hinauf zu den Bäumen, ungefähr sechs Meter hoch, höher ging er nicht, denn er hatte keine Verbindung zu einem Regenbogen am Himmel. Vor uns hatte sich einfach so ein Regenbogen materialisiert. Ein paar Sekunden lang waren wir sprachlos vor Staunen, dann sah mich meine Schwiegertochter an und sagte: ›James ist hier‹, und ich antwortete: ›Ich weiß.‹ Ich hatte mein Handy dabei und machte ein Video davon; und ich habe Fotos. Es war, als würde ich im Geist meinen Sohn sagen hören: ›Reg dich ab. Mir geht's gut!‹ Ich spürte seine Anwesenheit, und es kam mir vor, als wolle er, dass wir uns beruhigen und nicht in finstere Grübeleien und böse Erinnerungen verfielen. Es war unglaublich.«

Erfahrungsberichte wie diese verdeutlichen eines: Symbolische NTK sind häufig so subtil, dass sie nur für die Empfänger selbst einen Sinn ergeben. Der folgende Bericht erinnert mich an die klugen Worte, die mir der australische Soziologieprofessor Allan Kellehear vor Jahren einmal schrieb: *»Man kann jedem beliebigen Ereignis eine Bedeutung beimessen. Die Grenze zwischen Selbsttäuschung und persönlicher Bedeutung ist natürlich fließend, aber lassen Sie* *nie andere für sich darüber entscheiden. Sie allein wissen, wer Sie liebt. Und manche Liebesbriefe sind ein Geheimcode und werden es immer sein. Gewisse Nachrichten sind nur für Sie allein bestimmt. Selbst im Tod.«**

»An den ersten Vormittagen nach dem Tod meines Mannes sitze ich in seinem Sessel, sein Foto mir gegenüber auf der Anrichte, das von einem Sonnenstrahl erhellt wird, der mitten in sein Gesicht trifft (Fotos als Beleg). Das ging etwa zehn Tage so. Ich betrachtete es als ein Zeichen und war froh darüber, aber ich habe das Foto nie gemocht (das ihn als Kranken zeigte) und dachte ›sicher mag er es auch nicht‹, deshalb stellte ich ein anderes hin. Danach fand ich den Sonnenstrahl nie wieder, weder an den folgenden Tagen noch in den drei Jahren danach.«

* Private Korrespondenz, 2009

Die Identifikation der Verstorbenen

▸ 85% haben die verstorbene Person sofort erkannt.

Können die Empfänger die verstorbenen Personen, die sie wahrnehmen, problemlos erkennen? Selbst wenn sie nur ihre Gegenwart wahrnehmen, ohne sie zu sehen oder zu hören, ohne einen charakteristischen Geruch oder eine körperliche Berührung? Wir haben die Teilnehmerinnen und Teilnehmer gefragt, ob sie den Verstorbenen »sofort und ohne Zögern« identifizieren konnten, und die Antworten waren sehr erhellend, denn von den 1.004 ausgefüllten Fragebögen beantworteten **833** die Frage positiv. Einige Empfänger gaben an, dass sie die Person, die ihnen erschien, nicht kannten. Sie konnten sie dann jedoch später mithilfe eines Fotoalbums beispielsweise als ihren Urgroßvater oder eine Großtante identifizieren, die sie nicht kannten, weil sie gestorben waren, als sie noch klein waren.

Im nächsten Bericht wird eine eher verstörende Erfahrung beschrieben, welche das Identifikationsproblem verdeutlicht, das manchmal auftritt.

»Ein Mann kam an meine Arbeitsstelle (ein Ladengeschäft), der einen hellen Anzug trug. Ich sagte: ›Guten Tag‹, ohne recht auf ihn zu achten. Da ich ihn nicht hinausgehen sah, fragte ich im hinteren Bereich des Ladens nach, wo denn der Kunde geblieben sei. Meine Kollegen erwiderten, es habe niemand das Geschäft betreten. Aus irgendeinem unerklärlichen Grund sagte ich darauf, es sei bestimmt ein Toter, der mich besuchen wolle. Als ich später nach Hause ging, spürte ich, dass jemand mir folgte. Er war entweder neben oder hinter mir. Es war ein wenig beklemmend. Zu Hause angekommen, hatte ich ein merkwürdiges Gefühl, und ich verstand auf irgendeine seltsame Art ›im Kopf‹, dass es sich um einen alten Herrn handelte, den ich vor Jahren gekannt und häufiger getroffen hatte. Er wollte mich wissen lassen, dass er gestorben sei. Ich hatte den Eindruck, dass ich in den Todesanzeigen der örtlichen Tageszeitung nachsehen sollte (was ich sonst nie tue), und tatsächlich fand ich dort eine Todesanzeige für den betreffenden Herrn.«

Eine Reihe von Empfängern nahm allerdings einen Verstorbenen wahr, den sie wirklich nicht kannten. Wie soll man sich den Kontakt mit einem Unbekannten vorstellen? Und welchen Sinn soll er haben? Kontakte mit bekannten Verstorbenen dienen dazu, die Empfänger zu beruhigen und zu trösten, wie aus den zitierten Berichten hervorgeht. Aber was kann der Kontakt mit einem unbekannten Verstorbenen für einen Zweck haben? Trost zu spenden, kann offensichtlich nicht die Absicht sein. Alles deutet darauf hin, dass es in solchen Fällen die *Verstorbenen* sind, die das Bedürfnis haben, lebende Personen zu kontaktieren. Ist es ihnen womöglich nicht bewusst, dass sie tot sind? Befinden sie sich vielleicht in einem Zustand der Verwirrung und Bedrängnis und suchen Kontakt zu Lebenden? Ist es für sie dringend notwendig, sich zu materialisieren, wo immer möglich, also dort, wo sie wahrgenommen werden können, selbst wenn es sich um eine ihnen unbekannte Person handelt? Auf diese Fragen gibt es (bislang) keine Antwort.

Kontakte mit unbekannten Verstorbenen werden von den Empfängern zuweilen als unangenehm, bedrückend oder sogar beängstigend empfunden. Im Gegensatz zu NTK mit geliebten Menschen, deren Nutzen auf der Hand liegt, sind NTK mit Unbekannten von ganz anderer Art, denn ihnen fehlt das Band der Liebe und Zärtlichkeit zwischen Verstorbenen und Empfängern, durch das Erfahrungen dieser Art so ergreifend und so schön werden. In diesem Kapitel konzentrieren wir uns auf die Wahrnehmung unbekannter oder nicht eindeutig identifizierter Personen.

Der folgende Fall, ungewöhnlich im Hinblick auf seine Dauer und seine Merkmale, führt uns in eine andere Richtung. Man kann vermuten, dass dieser Kontakt nicht nur für die ermordete junge Frau notwendig war, sondern auch – und womöglich noch mehr – für die Familie, die mit so vielen offenen Fragen zu ihrem Tod zurückgelassen worden war:

»Eines Nachmittags saß ich nach einem Besuch bei meiner mittleren Tochter im Auto. Als ich auf einen Kreisverkehr zufuhr, erschien vor mir der vollständige Körper einer jungen Frau. Sie erschien mir in Farbe und »wirkte« fast lebendig. Sie hob die Hand und winkte mir zu. Obwohl ich sie nicht kannte, wusste ich aus irgendeinem Grund ihren Namen (sie nannte ihn mir nicht, ich wusste ihn einfach). Zu Hause angekommen, erzählte ich meiner jüngsten Tochter von dem Erlebnis und suchte im Internet nach dem Namen. Es handelte sich um eine junge Frau, die nicht weit von diesem Kreisverkehr ermordet worden war. Im Lauf der folgenden Monate bekam ich immer wieder Bilder und übersinnliche Besuche. Ich schrieb mir auf, was dabei übermittelt wurde. Manchmal ging es um die Menschen, die damit zu tun hatten. Manchmal waren es einfach nur Gefühle oder Episoden aus ihrem Leben. Ich kam in Kontakt mit einer anderen Frau, die ein Medium ist, und setzte mich auch mit der Familie der jungen Frau in Verbindung. Wir sprachen über das, was ich in Bezug auf ihre Ermordung von ihr erfahren hatte. Das ging mehrere Monate so weiter, aber dann leitete eine Erfahrung, bei der sie mir eine große orangerote Blume (als inneres Bild) überreichte, das Ende der Kontakte ein. Ich verstand das nicht, aber ich notierte mir ja alles, was ich bekam, und teilte es der Familie mit (meist dem Vater der jungen Frau). Wir verabredeten uns in einem Restaurant, als er einmal durch die Stadt kam, in der ich wohnte. Als ich vor dem Restaurant parkte und die Autotür öffnete, lag eine große orangefarbene Blüte auf dem Boden, genau da, wo ich hintreten musste. Als ich auf den Parkplatz fuhr, war sie noch nicht da gewesen, sonst hätte ich sie bemerkt. Ich erzählte dem Vater davon. Vieles, was ich erzählte, stimmte mit Dingen überein, die man über ihre Ermordung wusste. Anderes konnte nicht so recht bestätigt werden. Leider ist der Mordfall bisher noch nicht aufgeklärt worden.«

Wir haben zwei Fälle in unserer Datensammlung, die von besonderem Interesse sind, weil sie sich direkt auf ein anderes Phänomen rund um den Tod beziehen, die Nahtod-Erfahrung (NTE). Eine Nahtod-Erfahrung ist ein subjektives Erlebnis, von dem Menschen berichten, nachdem sie entweder klinisch tot waren oder sich in einer Situation befanden, in der der Tod wahrscheinlich oder zu erwarten war. NTE werden seit fünfzig Jahren weltweit gründlich und umfassend wissenschaftlich erforscht, so dass man von einem soliden Wissensstand ausgehen kann.*

Die Menschen, die eine NTE erleben, haben das Gefühl, ihren physischen Körper zu verlassen (**außerkörperliche Erfahrung**). Sie blicken auf ihren Körper und dessen Umgebung von einem nicht weit entfernten Ort herab, gewöhnlich von oben (Unfallort, Reanimationsversuche, OP im Fall einer Operation und vieles mehr). Gewöhnlich erinnern sich die Betroffenen später an die beobachteten Handlungen, Worte und Gesten, die nachträglich bestätigt werden können. Sie spüren sofort ein großes Wohlbefinden, stellen fest, dass sie keinen Schmerz empfinden, und legen ein vollständiges Desinteresse an ihrem Körper an den Tag, den sie ohne Bedauern zurücklassen.

In diesem Stadium haben die Menschen den Eindruck, in einen dunklen **Tunnel** »hineingesaugt« zu werden und sich sehr schnell auf ein strahlend helles Licht zuzubewegen, das sich in großer Ent-

---

* Zum Thema NTE existiert eine Fülle an ausgezeichneten wissenschaftlichen Werken.

fernung am Ende des Tunnels befindet. Sie nähern sich diesem Licht, das sie wie ein Magnet anzieht, mit rasender Geschwindigkeit, bis sie in einem wahren Feuerwerk an Freude und Seligkeit darin eintauchen.

Danach folgt die Begegnung mit einem **Lichtwesen**, das als wunderschönes Licht beschrieben wird, als Personifikation bedingungsloser Liebe und absoluten Verstehens, intensiver als irdisches Licht, aber nicht blendend. Die Betroffenen berichten, dass sie sich von diesem Wesen vollkommen verstanden und geliebt fühlten. Die Kommunikation zwischen dem Lichtwesen und dem Menschen geht spontan und wortlos vonstatten, wie durch Telepathie. Viele bezeichnen das Gefühl als »nach Hause kommen« oder »das Ziel erreicht haben«. Die Begegnung mit dem Lichtwesen erzeugt ein Gefühl vollkommener Seligkeit, umfassenden Verstehens und tiefen Friedens.

Manche Menschen berichten, dass sie von **Geistführern** und **Schutzengeln** im Empfang genommen wurden, die sie begleiteten und sie darüber informierten, was als Nächstes passieren würde. Sie treffen manchmal auch auf **verstorbene Angehörige**, die sie gewissermaßen intuitiv und nicht durch die Sinnesorgane ihres Körpers erkennen. Sie werden häufig als durchsichtig oder fließend beschrieben oder auch als reines Energiezentrum, aber dennoch mühelos erkennbar. Bei diesen Begegnungen kann es zu einer telepathischen Kommunikation kommen.

An diesem Punkt kann ein **Lebensrückblick** stattfinden. Dabei sieht die Person in drei Dimensionen ihr gesamtes Leben vor sich ablaufen, von den wichtigsten Vorgängen bis zu den banalsten. In Gegenwart des Lichtwesens erleben sie die Ereignisse noch einmal aus ihrer eigenen Perspektive, aber gleichzeitig aus der Sicht der Personen, die in die Handlung einbezogen waren, die nun untersucht wird. Diese NTE haben eine stark erzieherische Komponente, denn durch sie können die Betroffenen die Gefühle aller Beteiligten gleichzeitig nachempfinden und so die Bedeutung und Folgen ihrer Handlungen, Worte und sogar Gedanken in ihrer ganzen Tragweite verstehen. Gelegentlich erhalten sie Informationen über zukünftige Ereignisse in ihrem Leben, die später tatsächlich eintreffen.

Regelmäßig sprechen die Zeugen von einer **Grenze oder Linie**, auf unterschiedliche Art symbolisiert, deren Überschreitung eine Rückkehr in den physischen Körper unmöglich macht.

Die Nahtod-Erfahrung endet mit dem **Wiedereintritt in den physischen Körper**, häufig eher aufgebürdet als erwünscht, der selten präzise beschrieben wird. Der Wiedereintritt in den physischen Körper wird von den Betroffenen als emotional schmerzhaft geschildert, da er auf allen Ebenen als einschränkend und beengend empfunden wird. Er ist häufig verbunden mit dem unumstößlichen Wissen, dass es auf der Erde noch eine Aufgabe zu erfüllen gibt.

Man sollte erwähnen, dass bei einer NTE selten alle genannten Phasen zu finden sind. Jede NTE ist auf ihre Weise einzigartig und kann jede beliebige Kombination der Phasen beinhalten, die wiederum in jeder beliebigen Reihenfolge auftreten können.

Die folgende Aussage ist beispielhaft für die typische Entfaltung einer Nahtod-Erfahrung. Man kann festhalten, dass unser Zeuge die verletzte Person in der ersten Phase der NTE wahrgenommen hat, also in der Phase der außerkörperlichen Erfahrung oder Entkörperlichung und damit in dem Moment, in dem die Person starb oder gerade gestorben war. Doch im Grunde handelt es sich hier eher um eine »Todeserfahrung« als eine »Nahtod-Erfahrung«, da der während der NTE wahrgenommene Mensch bereits verstorben war:

> »Ich war Zeuge eines Verkehrsunfalls, bei dem eine Person starb, und ich sah dieselbe Person neben ihrem Körper knien und sich selbst beim Sterben zusehen.«

Wie schon erwähnt, erklärt eine gewisse Zahl von Betroffenen, dass sie selbst entscheiden konnten, ob sie die Grenze überqueren und ins Reich des Todes eintreten oder in ihren physischen Körper zurückkehren wollten. Kehren sie zurück, so geschieht das häufig, weil sie mit einem oder mehreren Menschen in Liebe verbunden sind, zum Beispiel mit (kleinen) Kindern, die sie brauchen. Andere berichten, dass sie sich sehnlichst wünschten, den letzten Schritt gehen und ihren physischen Körper zurücklassen zu dürfen, da ihnen das unbeschreibliche Glücksgefühl, das sie auf der anderen Seite zu erleben glaubten, so erstrebenswert erschien. Diejenigen, die gegen ihren Willen zurückkehren mussten, erfuhren, dass ihre Zeit noch nicht gekommen sei, denn sie hätten noch eine Aufgabe zu erfüllen oder zu Ende zu führen. Bei denjenigen, die weitergegangen sind, wissen wir natürlich nicht, ob ihnen eine Entscheidung gewährt wurde oder nicht, aber mithilfe der folgenden Erzählung bekommt man vielleicht eine Ahnung von den Vorgängen dabei. Sie beschreibt die folgenreiche Entscheidung, die die bei einem NTK wahrgenommene Person (in diesen Fall eine Freundin des Umfrageteilnehmers) traf, die offenbar den Entschluss fasste, das Reich des Todes zu betreten und ihre Familie zurückzulassen, obwohl diese Wahl sie vor ein Dilemma stellte:

»Es passierte im Herbst 2016, im Oktober oder November. Carole, eine Freundin von mir, die ich sehr mochte, hochgewachsen und sportlich, siebenundvierzig Jahre alt, erlitt während einer Familienfeier, an der sie voller Lebensfreude teilnahm, einen Herzinfarkt. Gerade noch tanzt sie ausgelassen, im nächsten Moment windet sie sich am Boden. Ihr Mann Robert, ein erfahrener Rettungsschwimmer, beginnt sofort mit der Herzmassage zur Reanimation, noch bevor die Sanitäter eintreffen. Diese übernehmen dann sofort. Nach der Reanimation, die vierzig Minuten dauert, wird Carole ins Krankenhaus gebracht und liegt zwei, drei Tage in einem Koma, aus dem sie nicht wieder aufwacht. Eines Nachmittags, als ich wie jeden Tag zum Mittagsschlaf auf dem Sofa liege, habe ich einen Traum, aber ich schlafe nicht wirklich, es ist wie in einem »Zwischenreich«. Ich sehe Carole. Sie macht ein Gesicht, als ob sie sich in einer schwierigen Lage befindet. Sie betrachtet mit ernster Miene ihre Familie, die ich nicht erkennen kann, den Ehemann und drei Kinder. Dann sehe ich, wie sie sich zu einem Licht umwendet, das hinter ihr leuchtet und welches ich auch wahrnehme. Ihr Gesicht verzieht sich zu einem wunderbaren, strahlenden Lächeln, das ich von ihr so gut kenne. Ich verstehe, dass sie vor einer Entscheidung steht und lieber gehen würde. Meine »Vision« bricht ab, als das Handy klingelt. Ich höre Dominique, Caroles Mutter, laut schluchzen, so dass ich kein Wort verstehe. Ich weiß nur, dass Carole gerade gestorben ist. Es fällt mir schwer, Worte zu finden, aber ich kann immerhin Dominique mein tiefes Beileid und mein Mitgefühl aussprechen. Meine Frau, die in unserem Schlafzimmer ihren Mittagsschlaf hält, ist durch das Telefongespräch geweckt worden. Als sie zu mir kommt, teile ich ihr die schlechte Nachricht mit, und sie sagt: »Stelle dir vor, ich habe sie gerade im Traum gesehen, in ihrer üblichen lässigen Kleidung, und sie hat zu mir gesagt, dass sie gehen muss.« »Ja, zu mir ist sie auch gekommen!« Danach haben wir sie nicht mehr ›wiedergesehen‹.«

Ich schließe hier die Klammer um diese zwei NTK, die im Grunde gemeinsam erlebte Nahtod-Erfahrungen beziehungsweise Todeserfahrungen sind.

Manchmal gelingt die Identifikation des wahrgenommenen Verstorbenen nicht gleich und auch nicht eindeutig und gibt Anlass zu Spekulationen oder Fragen:

»Am 16. Juli 2015 kehrte ich mit meiner Tochter von einer Reise in die Camargue zurück (ich lebe in der Schweiz). Wir fuhren auf der Autobahn, es war ungefähr 13 Uhr, meine Tochter las und ich konzentrierte mich aufs Fahren. Es war wenig Verkehr, hinter uns war alles frei, nur ein paar hundert Meter vor uns fuhr ein Wagen. Ich fuhr schneller als er und setzte zum Überholen an. Als ich mich ungefähr zwanzig Meter hinter dem Wagen auf der linken Spur befand, bemerkte ich aus dem Augenwinkel heraus links von mir, auf der Mitte der Autobahn, eine Bewegung. Ich drehte den Kopf ein Stück in die

Richtung und sah einen etwa 40-jährigen Mann in Jeans und rotem Pullover, mit Bart, dunkelbraunen Augen und einem schwarzen Rucksack, der zu Fuß die Autobahn überquerte. Ich bremste abrupt, riss das Steuer nach links (rechts von mir war das Auto, das ich gerade überholte) und stieß einen Schrei aus. Das Ganze dauerte ein, zwei Sekunden, aber mir kam es viel länger vor. Durch meine schnelle Reaktion und mit viel Glück kam es zu keinem Aufprall, weshalb ich annahm, dass ich den leichtsinnigen Menschen nicht angefahren hatte. Im rechten Rückspiegel sah ich den Mann auf dem rechten Seitenstreifen stehen, er hob freundschaftlich die Hand, als wolle er sagen: ›Das war eine brenzlige Situation, aber ich bin heil davongekommen, und du kannst deine Fahrt ungestört fortsetzen.‹ Immer noch leicht unter Schock, fragte ich meine damals 13-jährige Tochter, ob sie gesehen hätte, wie der Mann direkt vor unserem Auto die Straße überquerte. Sie sah mich verdutzt an und antwortete nicht. Die nächste Überraschung stand noch aus, denn ich musste mich fragen: ›Wo war das Auto abgeblieben, das ich überholt hatte?‹ … Tatsächlich war es weder im Rückspiegel noch vor uns zu sehen (und die Sichtverhältnisse waren gut, man sah bestimmt einen Kilometer weit). Die Straße war leer, wir waren allein. In Gedanken versunken und am Rätseln, ob ich geträumt oder eine ganz außergewöhnliche Erfahrung gemacht hatte, fuhr ich weiter. Ich muss dazusagen, dass zu dem Zeitpunkt, als ich diese Erfahrung machte, mein Vater im Sterben lag (was ich noch nicht wusste) und er drei Tage später tatsächlich von uns ging. Seit jenem Tag frage ich mich, ob diese Erscheinung die Seele meines Vaters war, der mir seinen bevorstehenden Übergang in die unsichtbare Welt ankündigte, im Sinne von: ›Mein Sohn, der Übergang war riskant, aber ich bin gut hinübergekommen, du kannst deinen Weg in aller Ruhe fortsetzen‹, oder ob ich die Seele eines (mir) unbekannten jüngst verstorbenen Menschen gesehen habe, der vielleicht auf jener Straße einen tödlichen

> Unfall hatte und genau in dem Moment, als ich vorbeifuhr, die unsichtbare Pforte durchschritt. Das Einzige, was ich ganz sicher weiß, ist, dass ich nicht geträumt habe. Es war keine Halluzination, sondern einfach nur eine besondere Situation. Mich hat das in meiner Überzeugung bestärkt (ich bin keineswegs religiös oder Anhänger irgendeiner Kirche), dass es hinter dem Spiegel irgendetwas gibt.«

Der visuelle NTK, den ein kleines Mädchen erlebte, war für das Kind vor allem deshalb so verstörend, weil der Vater seiner Tochter weder zuhören noch ihr beistehen konnte:

> »Ich war sieben Jahre alt, wir wohnten in einem Haus, ich hatte ein eigenes Zimmer. Eines Nachts wurde ich von einem älteren Mann mit glattem grauen Haar geweckt, der mich ansah und nichts sagte. Ich fühlte mich beobachtet … Sie können sich mein Entsetzen sicher vorstellen. Ich erinnere mich daran, als wäre es gestern gewesen, obwohl das alles vierunddreißig Jahre zurückliegt! Ich schrie, und mein Vater, der sehr früh aufstehen und zur Arbeit gehen musste, herrschte mich an, ich solle still sein. Ich war aber hellwach! Ich versteckte mich also unter der Bettdecke und drehte den Kopf zur anderen Seite. Da hörte ich ein Geräusch und glaubte, meine Schwester sei gekommen, um mich zu trösten. Ich hob die Decke ein Stückchen an, und da war er wieder und starrte mich an. Ich schrie noch einmal laut … Es war entsetzlich. Nein, ich habe nicht geträumt, ich war hellwach, ich erinnere Sie daran, dass mein Vater mich ärgerlich zurechtwies und sagte, ich solle endlich schlafen. Bis heute sehe ich diesen weiß gekleideten Mann vor mir, der mich anstarrt …«

Durch die Zusatzfrage ›Haben Sie gespürt, dass der Verstorbene durch seine bloße Gegenwart etwas zu kommunizieren versuchte?‹ erfuhren wir noch etwas mehr über diese erschreckende Erfahrung. Die Antwort der Teilnehmerin lautete:

»Dieser ältere Mann, den ich mit sieben Jahren sah, hat zwar nichts gesagt, aber ich hatte trotzdem ganz stark das Gefühl, dass er mir etwas mitteilen wollte. Nur habe ich wegen meiner Angst nichts gehört ...«

Manche NTK sind offensichtlich an *einen Ort* gebunden. Dieses Phänomen kennt man unter dem Begriff ›Spukhaus‹, der vom Larousse als »von Geistern besuchter Ort« definiert wird.* Solche Manifestationen trifft man im Allgemeinen in alten Gebäuden an, und es treten – den Empfängern unbekannte – Menschen in Erscheinung, die dort vor langer Zeit einmal gelebt haben. Kontakte dieser Art können furchterregend sein, weil die Erscheinungen oft gequält oder wütend wirken. Manche Empfänger verspüren das Bedürfnis, ihnen zu helfen, zum Beispiel indem sie für sie beten oder sie auffordern, sich dem Licht zuzuwenden.

Der folgende Bericht beschreibt einen ortsgebundenen NTK mit einer unbekannten Verstorbenen:

»Ende August 2018 besuchte ich eine Freundin, die in Paris lebt. Die Zwillingsschwester meiner Freundin lud uns zu sich ein, in ein prachtvolles, hundert Jahre altes Haus. Ich hatte Vorbehalte, aber meine Freundin bestand auf dem Besuch, und ich ließ mich überreden. Als wir im Obergeschoss im Gästezimmer waren, überkam mich eine bodenlose Traurigkeit, und ich konnte die Tränen kaum zurückhalten. In einer Ecke des Zimmers sah ich eine schöne, große, schmale Frau mit nach vorne geneigtem Kopf. Ich war offenbar die Einzige, die sie wahrnahm. Ich konnte den Blick nicht von ihr abwenden. Sie teilte mir (telepathisch) mit, dass sie ein Kind geboren hatte und in eine Depression verfallen war, die sie nicht mehr abschütteln konnte (daher die immense Traurigkeit, die ich spürte, als ich das Zimmer betrat).

Ich hörte deutlich den Namen ›Henriette‹. Ich konnte auch

* https://www.larousse.fr/dictionnaires/francais/%C3%AAtre_hant%C3%A9/39013#definition

ihre Kleidung beschreiben (ein leichtes Frühlingsjäckchen aus blauer Baumwolle, ein klassisch geschnittener Rock).

Aufgeregt erzählte ich der Gastgeberin, was ich gesehen hatte. Ich fragte sie, ob sie die Geschichte ihres Hauses kenne, denn hier müsse sich ein Drama abgespielt haben, ein tragischer Todesfall. Sie wurde blass und erzählte mir die Geschichte des Hauses.

Sie hatte das Haus von einem Witwer gekauft, der mit seiner Tochter darin wohnte. Der Witwer verkaufte seinen Besitz in Paris, und zog nach Lyon. Ein Jahr nach dem Verkauf erzählten die Nachbarn meiner Freundin, dass die ehemalige Besitzerin des Hauses sich nach langen Jahren der Depression das Leben genommen hatte. Sie hinterließ ihren Ehemann und ein 7-jähriges Mädchen namens Adèle. Das Gästezimmer war früher das Kinderzimmer gewesen. Ich verstand, dass die arme Frau ihre Tochter wiedersehen wollte und seit ihrem Tod deren Zimmer heimsuchte. Ich erklärte ihr, sie müsse auf das Licht zugehen, und nach Angaben der derzeitigen Bewohner (die Schwester meiner Freundin und deren Mann) ist dort nie wieder eine Erscheinung wahrgenommen worden. Nach einigen Recherchen konnten wir ihr Todesdatum ermitteln: Es war der 13. April 2007. Letzte Ergänzung: Der Vorname der Verstorbenen war Henriette.«

Auch die folgende Begegnung fand in einem alten Gebäude statt:

»Vor einigen Jahren (2002/2003) ist mir etwas sehr Seltsames und nicht gerade Angenehmes widerfahren. Mein Mann und ich renovierten ein sehr altes Haus, das bestimmt zwei- oder gar dreihundert Jahre auf dem Buckel hatte. Der Vorfall spielte sich im Schlafzimmer ab. Das Zimmer war damals der einzige noch nicht renovierte Raum, aber wir bewohnten es trotzdem. Eines Morgens lag ich noch im Bett und träumte vor mich hin. Ich hing meinen Gedanken nach, aber ich schlief nicht, das betone ich! Es ist 8 Uhr 15, ich stecke meine elektrische Wärmedecke in die Steckdose, weil mir ein bisschen kalt ist, und genau um 8 Uhr 20 ziehen mich mehrere Leute, die am Fußende meines Bettes stehen, an den Füßen. Sie sind sehr wütend, und ich kann sie sehen! Im Vordergrund erkenne ich eine ärmlich gekleidete Frau mit weit geöffnetem Mund ... sie ist voller Wut. In diesem Moment spüre ich, wie sich mein Körper hebt ... ich levitiere. Ich kann mich nicht rühren, ich kann nicht reden, ich bin vollständig gelähmt, meine Augen sind in Ordnung, das weiß ich, da ich die Zeit auf meinem Wecker gesehen habe, aber ich muss alles geschehen lassen. Und dann hört es plötzlich auf. Ich stehe auf und habe eigentlich kaum Angst, nur mein Herz schlägt etwas schneller. In meinem Kopf ... eine einzige Frage: »Was war das denn?« Eines war klar ... diese Leute wollten mich verjagen. Ich kann es noch spüren, als wäre es gestern gewesen, es ist mir alles immer noch sehr präsent und eindrücklich, obwohl so viele Jahre vergangen sind... Keine Frage – ich habe gestört!«

Mitteilungen während der NTK

Die Mehrzahl unserer Teilnehmerinnen und Teilnehmer nahmen während ihres NTK eine Mitteilung wahr.

Können bei allen Arten von NTK Botschaften wahrgenommen werden? Und wenn ja, in welcher Häufigkeit? Wir baten unsere Teilnehmer um eine Antwort. Bezüglich der auditiven NTK formulierten wir die Frage etwas um, wie aus der Tabelle ersichtlich ist.

Erhielten Sie während des NTK eine Botschaft des Verstorbenen?	ja	Unsicher	Nein
NTK mit Gegenwartsempfinden	74%	15%	11%
Taktiler NTK	80%	10%	10%
Visueller NTK	80%	9%	12%
Olfaktorischer NTK	60%	21%	20%

Unterschied sich die wahrgenommene Botschaft von einem Gedanken?	ja	Unsicher	Nein
Auditiver NTK	87%	6%	7%

Aus Sicht der Empfänger ist die Tatsache, dass sich ein wie auch immer gearteter NTK ereignet, an sich schon eine Botschaft – die Botschaft, dass ihre verstorbene Bezugsperson anscheinend noch die Fähigkeit besitzt, sich vor ihnen zu manifestieren. Sie können offenbar mit lebenden Menschen Kontakt aufnehmen und werten die

Empfänger als Beweis dafür, dass die Verstorbenen anderswo eine Existenz weiterführen, deren Form unseren Verständnishorizont übersteigt. Die stärkste Wirkung erzeugt zweifellos die scheinbare Fähigkeit der Verstorbenen, Kontakt aufzunehmen. Für die einen ist dies eine Offenbarung, für die anderen eine Bestätigung ihrer bereits vorhandenen Überzeugungen, die lautet: Eine Art Bewusstsein überdauert den physischen Tod.

Neben der Botschaft, die bereits im Auftreten eines NTK enthalten ist, hat eine große Zahl der Befragten eine persönlich gehaltene Nachricht wahrgenommen. Jede Botschaft ist von Natur aus einzigartig, weil sie sich an eine bestimmte Person richtet und von einer gemeinsamen Vergangenheit geprägt ist. Dennoch kann man sie inhaltlich in ein System bringen, denn sie sind im Kern relativ homogen.

Die Mitteilungen klingen häufig sehr liebevoll (»Ich liebe dich, ich werde immer bei dir sein, ich passe auf dich auf«) und beruhigend (»Es geht mir gut, mach dir keine Sorgen um mich«). Sie ermutigen die Hinterbliebenen, ihre Trauer zu überwinden (»Sei nicht traurig, geh deinen Lebensweg weiter«), aber auch, die Verstorbenen nicht zurückzuhalten (»Lass mich gehen, dein Kummer macht mich traurig«). Manchmal kündigen sie eine Wiederbegegnung an (»Wir werden uns eines Tages wiedersehen«). Wenn die Beziehung zwischen Empfänger und Verstorbenem schwierig war, können die Kontakte eine Bitte um Vergebung ausdrücken, manchmal auch eine Rechtfertigung (»Ich habe dir wehgetan, ich bitte dich um Verzeihung, ich will dir erklären, was mich zu meinem Verhalten veranlasst hat …«)

Man muss unterstreichen, dass die Botschaften keinerlei Information über die neue Existenzform der Verstorbenen enthalten und nichts über deren neuen »Aufenthaltsort« verraten. Lediglich die allgemeine Stimmungslage des Verstorbenen wird kurz erwähnt (»Ich bin am Leben und bin glücklich«).

Wie einige oben angeführte Beispiele illustrieren, dienen NTK manchmal dazu, den Tod eines lieben Menschen mitzuteilen. Welcher Sinn steckt dahinter, wo doch der Tod selbst offensichtlich nicht vermieden werden kann? Man könnte sich vorstellen, dass der oder die so Vorgewarnte die Gelegenheit ergreift, ein paar letzte liebe Worte mit der betreffenden Person zu wechseln, Worte, die ohne diese Ankündigung nicht mehr möglich gewesen wären. Außerdem könnte die Ankündigung eines bevorstehenden Todes dem Empfänger helfen, sich gedanklich und gefühlsmäßig auf den Schicksalsschlag vorzubereiten.

Anscheinend findet bei solchen NTK eine konkrete Informationsübermittlung statt. Die Empfänger werden nicht nur über den in Kürze bevorstehenden Todesfall informiert, sondern sogar über die Identität der betreffenden Person:

»Am eindrücklichsten ist mir die Begegnung mit meinem Vater. Ich habe seine Gegenwart von Anfang an gespürt. Als er starb, war ich dreiundzwanzig. Zuerst sah ich ihn in meinen Träumen. Wir sprachen miteinander, er half mir, gute Entscheidungen zu treffen. Zum ersten Mal erschien er mir, als ich meine Küche putzte. Ich fühlte, dass er da war. Ich drehte mich um, und er war nur einen Meter von mir entfernt. Er erschien mir in weißer Kleidung. Ein Lichtschein umgab ihn. Aber ich war nicht geblendet. Ich wusste, warum er gekommen war. Er kam, um meinen Onkel abzuholen. Das war an einem Donnerstag, und am folgenden Sonntag rief mich meine Schwester an, um mir zu sagen, dass unser Onkel gestorben sei. Er hatte einen Schlaganfall und war am Donnerstag notfallsmäßig in die Klinik eingeliefert worden.«

Nicht weniger anschaulich ist der Bericht einer Schweizer Teilnehmerin:

»Nach dem Tod meines Vaters, im Jahre 2011, spürte ich ständig seine Gegenwart. Am Mittwoch, den 20. März 2013, kam seine Energie morgens sehr kraftvoll auf mich zu, während ich noch zwischen Schlafen und Wachen schwebte. Er teilte mir per Telepathie mit, dass meine Schwiegermutter (die Mutter meines Mannes) sterben werde. Da es keinerlei

Anzeichen dafür gab, nahm ich an, dass er von der kommenden Woche sprach. Daraufhin sagte er: ›Nein, heute um 22 Uhr.‹ Die Neuigkeit machte mich sprachlos. Ich erzählte meiner Mutter davon, um ihr zu beweisen, dass ich mit meinem Vater Kontakt gehabt hatte. Um 19 Uhr fragte ich meinen Mann nach dem Befinden seiner Mutter, und er antwortete, bei ihr sei alles in Ordnung. Aber als er um 20 Uhr aus dem Büro kam, sagte er, er habe gerade einen Anruf aus ihrem Seniorenheim bekommen. Ich fiel ihm ins Wort und erzählte ihm von der Mitteilung, die ich von meinem Papa bekommen hatte. Daraufhin sagte er, dass seine Mutter laut Heimleitung die Nacht nicht überleben werde. Sie hatten ihn gebeten, nach Cannes zu kommen. Tatsächlich starb sie noch am selben Abend. Bei der Trauerfeier sagte mir der Leichenbestatter, der Tod sei um 23 Uhr eingetreten. Ich habe nicht versucht, die Differenz von einer Stunde aufzuklären, mir reichte das als definitive Bestätigung für die Information, die ich von meinem Papa erhalten hatte.«

Es gibt Kontakte, die einen kurz bevorstehenden Todesfall einfach nur ankündigen, und andere, die die Empfänger trösten und sie im Hinblick auf das Schicksal des Betreffenden beruhigen:

»Meine Eltern erschienen mir gemeinsam, glücklich vereint, strahlend, lächelnd, heiter. Sie gaben mir zu verstehen, dass sie ›dort‹ waren. Ein paar Stunden später verließ uns mein Bruder, der sehr krank war. Ich nehme an, dass meine Eltern mir mitteilen wollten, dass ich mich nicht sorgen solle, weil sie da seien, um ihn in Empfang zu nehmen und alles gut sei.«

Wie kann man sich einen »Dialog« zwischen dem Verstorbenen und dem Empfänger vorstellen? Hier ein Beispiel:

»Mich überkommt plötzlich eine starke Gefühlsregung, eine Welle von Liebe; ich weine, aber ich weiß nicht, warum. Ich

> weiß, dass sich die Person dort befindet. Ich kann ihr Fragen stellen und erhalte direkt in meinem Inneren die Antworten. Ich empfinde und spüre eine unendliche Liebe.«

Der Tenor der Mitteilungen betrifft in der Mehrzahl das Erleben der Empfänger und dient dazu, sie zu trösten und ihre Trauer zu lindern:

> »Ich bin bei dir und bleibe bei dir, solange du leidest.«

> »Ich bin da, mache dir keine Sorgen. Alles wird gut, ich werde dir helfen.«

> »Man muss weitermachen, das Leben ist schön, du musst es genießen.«

> »Dass ich geliebt wurde und auf ewig geliebt werde, dass ich nicht allein bin.«

Andere Mitteilungen enthalten Ratschläge, die im Lauf des Lebens erworbene Erkenntnisse zusammenfassen:

> »Sorge dich nicht, so wie ich mich ein Leben lang gesorgt habe. Mache nicht dieselben Fehler, sei gelassen, mache dir keine Sorgen, alles kommt in Ordnung.«

Die NTK legen nahe, dass die Verstorbenen in Zeiten großer Notlagen noch viele Jahre nach ihrem Tod an unserer Seite sind, was vermuten lässt, dass sie beständig ein Auge auf uns haben und eingreifen, wenn wir sie brauchen:

> »Ich habe diesen Verstorbenen in einer ganz bestimmten, wichtigen Phase meines Lebens wahrgenommen ... Mein Sohn litt an einer Herz-Kreislauf-Erkrankung, und ich habe mir große Sorgen über seine bevorstehende Operation am offenen Herzen gemacht. Da kam eines Abends mein Groß-

vater zu mir, der 1981 gestorben ist. Er wollte mir mitteilen, dass alles gut verlaufen werde... Ein Mensch, den ich kaum kannte, weil ich damals noch zu klein gewesen war! Er stand vor mir, umgeben von einem Lichtschein, und redete mit mir ... Es war kein Traum ... Er sagte zu mir, alles werde gut gehen, er sei stolz auf uns, und meinem Vater (der auch nicht mehr lebte) ginge es sehr gut ... Dann verschwand er ... Die Operation meines Sohnes ist wirklich sehr gut verlaufen.«

Eine dramatische, schier unerträgliche Situation verwandelt sich im Handumdrehen in die uneingeschränkte Überzeugung, dass alles gut wird, auch wenn immer noch schwierige Umstände und potenzielle Gefahren lauern:

»Mein Sohn kam zur Welt ... ich brauchte einen Notkaiserschnitt, weil es zu einer bedrohlichen Situation für das Ungeborene kam und sich die Nabelschnur zweimal um den Hals gewickelt hatte. Ich war enorm unter Stress. Ich hatte Schmerzen und war sehr in Sorge, was mit meinem Neugeborenen passieren würde. Ich bin selbst ausgebildete Krankenschwester und weiß, was in einer solchen Situation alles passieren kann. Der Herzschlag meines Sohnes war mehrfach von 140 auf 96 gefallen. Ich machte mir Sorgen um seine kognitiven Fähigkeiten, fünf Minuten nach der Geburt hatte er ein Apgar-Score von 5. Ich hatte Angst, er könnte blind werden, Sauerstoff in der Neugeborenen-Intensivstation... Ich hatte Angst, er wäre geistig zurückgeblieben, alles Mögliche. Mit tat der ganze Körper sehr weh. Ich lag auf der linken Seite – die Schwester im Zimmer telefonierte, weil die Medikamente, die sie mir gegen die Schmerzen gegeben hatte, nicht wirkten. Sie redete mit dem Arzt. Während ich wie ein Embryo zusammengerollt auf der linken Seite auf der Trage lag und schreckliche Schmerzen hatte ... kam plötzlich mein Vater hereinspaziert! Was unmöglich war, denn er war vor achtzehn Monaten gestorben, und ich weiß noch, dass ich dachte: ›Aber Besucher sind doch im Aufwachraum nicht zugelassen.‹ Mein Vater kam ans Bett, und ich konnte nur den unteren Teil seiner Krawatte, sein zugeknöpftes Hemd und das Gitter der Trage sehen. Er zögerte einen Moment, während er am Bett stand, und dann sagte er sehr klar, sehr deutlich: ›Es wird ihm gut gehen.‹ Und ab dem Moment, an dem ich seine Stimme hörte, verschwand mein Schmerz, mein Stress löste sich auf, die Angst, die innere Unruhe, die Zweifel und Fragen – alles wie weggeblasen. Ab da wusste ich, dass mit meinem Sohn alles in Ordnung war und ich keinen Grund hatte, mir Sorgen zu machen. Also machte ich mir keine. Ich blinzelte, und danach war mein Vater nicht mehr am Bett und nicht mehr im Raum. Ich stemmte mich ein Stückchen hoch und sah mich nach ihm um. Das wäre in meinem vorigen Zustand nicht möglich gewesen, es hätte viel zu weh getan. Der Arzt verordnete eine Demerol-Spritze gegen meine Schmerzen, und als ich vier Tage später aus der Klinik entlassen wurde, nahm ich nur noch Tylenol. Ich beschloss, der Schwester, die mich betreut hatte, nichts von alledem zu erzählen, weil ich fürchtete, dass sie glauben könnte, ich hätte nach dem Eingriff eine postpartale Psychose entwickelt; und dann kämen Hektik und Probleme auf mich zu, die ich wirklich nicht gebrauchen konnte. Deshalb war ich glücklich und froh, aber ich hielt den Mund. Von diesem Moment an konnten sie mir in der Neugeborenen-Intensivstation erzählen, was sie wollten – über einen Shunt in seinem Kopf und Infusionen und Bluttests – ich lächelte und nickte immer nur, und tätschelte ihre Hände und sagte: ›Es kommt schon alles in Ordnung.‹ Fünf Tage nach seiner Geburt wurde mein Sohn vollkommen gesund aus der Intensivstation entlassen.«

Andere Botschaften kreisen stärker um den Verstorbenen selbst, der dem Kontaktierten mitteilt, dass er noch am Leben und wohlauf sei, ähnlich wie ein Reisender, der seine Familie wissen lässt, dass die Reise gut verlaufen ist und sie beruhigt sein können.

»Ich bin am Leben, alles ist gut.«

»Meine Mutter sagte mir, dass alles in Ordnung sei, dass ich mir keine Sorgen machen müsse, dass da, wo sie sich befindet, alles in bester Ordnung ist.«

»Ich bin in deiner Nähe. Den Tod gibt es nicht, hab keine Angst und verbreite diese Nachricht weiter.«

»Beruhige dich, mein Schatz, ich bin am Leben und bei dir.«

»Ruf die Familie an und erkläre ihr, dass ich immer noch existiere.«

»Dass sie noch nie zuvor so glücklich gewesen ist.«

»Eine Botschaft des Friedens, eine Akzeptanz des Todes, die Beteuerung, dass er woanders lebt und an die Menschen denkt, die er liebt.«

»Er sagte zu mir: ›Ich lebe‹, und ein anderes Mal sagte er, dass er alles getan habe, um bei mir zu bleiben.«

Der »Dialog«, der sich offenbar zwischen der Kontaktierten und ihrem Großvater entwickelte, deutet darauf hin, dass sich die Verstorbenen über den Tod hinaus mit dem Schicksal ihrer Liebsten beschäftigen. Im folgenden Kontakt ist es der Großvater und nicht seine Enkelin, der das stärkere Bedürfnis erkennen ließ, ermutigt und getröstet zu werden:

»Ein paar Wochen nach dem Tod meines Großvaters väterlicherseits ging ich ins Wohnzimmer meiner Eltern und wurde auf einmal von einer ungeheuren Müdigkeit überfallen. Ich beschloss, mich in den Relax-Sessel am Fenster zu setzen. Ich schloss die Augen, um mich auszuruhen, aber ich schlief nicht ein (das weiß ich, weil ich genau hörte, wie meine Eltern sich unterhielten). Auf einmal ›fühlte‹ ich meinen Großvater links von mir, genau zwischen Fenster und Sessel. Und – ich kann nicht genau erklären wie – ich nahm wahr, was er mir sagen wollte. Als wären seine Gedanken in meinem Kopf! Ich antwortete ihm auch durch meine Gedanken. Er war beunruhigt wegen meiner Großmutter und hatte Angst, wegzugehen und uns allein zu lassen. Ich beruhigte ihn, dann machte ich die Augen auf – und es war vorbei. Zwei Stunden später war ich im Bad, als ich plötzlich nochmal neben der Badewanne die Gegenwart meines Großvaters ›spürte‹. Im Unterschied zu vorher hatte ich in diesem Moment die Augen ganz sicher nicht geschlossen. Er war immer noch bekümmert, und ich weiß noch, dass ich mit lauter Stimme beruhigend auf ihn eingeredet habe. Ich erinnere mich auch, dass ich ihn aufgefordert habe, auf die andere Seite zu ›gehen‹ und uns zu vertrauen, wir würden uns um Großmutter schon kümmern. Von diesem Moment an wusste ich, dass er fort war... Ich weiß nicht, wie ich das erklären soll, aber ich wusste es. Es hat ein paar Tage gedauert, bis ich mich an die Episode im Bad gut erinnern konnte, während die im Wohnzimmer mir sehr klar vor Augen stand. Ich hatte zu keinem Zeitpunkt Angst, und die Sache hat mich wirklich auf positive Weise verändert. Es war ein sehr angenehmer Kontakt, und auch für mich sehr beruhigend.«

Auf welche Weise Nachrichten übermittelt werden, bleibt ein Rätsel, so wie überhaupt das Zustandekommen und die Beschaffenheit der NTK Rätsel aufgibt. In manchen Botschaften sind allerdings bruchstückhafte Informationen enthalten, die vielleicht einige Indizien bieten können:

»Es geht mir gut, ich kann nicht länger bleiben, weil es mich viel Energie kostet hierzubleiben.«

Gelegentlich bitten die Verstorbenen ihre Angehörigen, nicht übermäßig lange zu weinen und sie ihren (uns unbekannten) Weg fortsetzen zu lassen, so als wäre unsere Trauer für sie eine Belastung und hindere sie in ihrer Entwicklung.

Aus den vielen oben geschilderten Erfahrungsberichten geht klar hervor, dass die Verstorbenen den Lebenden zu Hilfe kommen können. Ist auch der umgekehrte Fall denkbar? Was können die Lebenden für ihre Toten tun? Durch NTK-Berichte verstehen wir, dass die Verstorbenen uns tatsächlich brauchen können, und diese Erkenntnis kommt zweifellos für viele überraschend. Wir können ihnen helfen, indem wir unser Möglichstes tun, sie nicht durch unseren Kummer und unsere Tränen aufzuhalten. Das ist natürlich nicht einfach, aber es ist vielleicht der letzte Liebesbeweis, den wir einem geliebten Menschen geben können, der uns in den Tod vorausgegangen ist.

Hier einige Auszüge aus Berichten, die diese Vermutung erhärten:

> »Meine Mama sagte mir, dass sie glücklich sei, und sie hat mich gebeten, sie gehen zu lassen.«

> »Es geht mir gut, lass mich gehen.«

> »Er wollte mich bitten, mit dem Weinen aufzuhören, er war es leid, mich unaufhörlich weinen zu sehen.«

> »Er forderte mich auf, nicht mehr zu weinen, es ginge ihm gut, wo er war, und er sei sehr glücklich.«

Mitteilungen dieser Art können auch eine vehementere Form annehmen, wie in dem folgenden Bericht beschrieben:

> »Ein paar Tage nach dem Tod meiner Mutter spürte ich, dass sich etwas Unangenehmes, Wütendes in meinem Schlafzimmer befand. Das zog sich über mehrere Wochen hin. Damals verstand ich es nicht, ich war selbst sehr wütend und nie-

dergeschlagen. Es dauerte eine Weile, bis ich verstand, dass es Mama war, die wollte, dass ich sie gehen ließ. Am Ende war ich bereit, sie loszulassen, und seitdem habe ich diese ›negative‹ Präsenz nie wieder erlebt.«

Auch belastende Beziehungsprobleme oder ungelöste Konflikte finden anscheinend hin und wieder durch NTK zu einer Lösung. Die Botschaften lassen vermuten, dass eine dynamische Beziehung und eine innere Verbindung auch nach dem Tod des Körpers fortbestehen und es nie zu spät ist, eine Beziehung zu heilen. Der Tod scheint hinwegzufegen, was Menschen trennt – das Ego, den Groll, die nie vernarbten Wunden – und Raum zu geben für das Wesentliche, für die authentischen Gefühle, durch die Menschen miteinander verbunden sind. Solche Botschaften zeigen uns, dass es nie zu spät ist für Verständnis und Heilung, nie zu spät, einem anderen zu verzeihen oder um Vergebung zu bitten und Liebe zu bekunden.

Die folgenden Botschaften gehen in diese Richtung:

»Mein Vater weinte viel und bat mich, sein Bedauern an meinen ältesten Bruder weiterzuleiten.«

»Es geht mir gut, ich bin bei deinem Bruder Charles. Mache dir keine Sorgen um mich, ich entschuldige mich für das, was ich dir angetan habe, lebe du jetzt dein eigenes Leben.«

»Mein Schwiegervater wollte, dass ich ihm verzeihe, wie er sich mir gegenüber verhalten hat.«

Eine Teilnehmerin wurde durch ihren NTK in die Lage versetzt, sich ihrer Trauerarbeit unter günstigeren Bedingungen zu widmen:

»Ich konnte mir selbst verzeihen und mich von meinen Schuldgefühlen befreien, und dadurch konnte ich auch die Gefühle zulassen, die zur Trauer gehören.«

Anscheinend muss eine Beziehung nicht unbedingt durch den Tod »einfrieren«. Ein Streit oder ein Missverständnis müssen nicht zwangsweise für immer bestehen bleiben, sondern können auch jenseits des Todes noch bereinigt werden. Das zeigt der folgende NTK, durch den die Empfängerin eine mit Schuldgefühlen befrachtete Trauer hinter sich lassen konnte:

> »Mein Vater war vor zehn Monaten gestorben. Ein paar Tage vor seinem Tod hatte ich mich über ihn aufgeregt und ihn gebeten, nicht mehr zu mir zu kommen. Nach seinem Tod steckte ich in meinen Schuldgefühlen fest und verbot mir, meine Trauer auszuleben. Ich lief umher wie ein Automat, gefangenen in meinen widersprüchlichen, unterdrückten, destruktiven Gefühlen, und trug nach außen hin eine Maske, die nichts davon erkennen ließ. Innerlich herrschte Chaos. Eines Nachts, genauer gesagt gegen Ende der Nacht, hörte ich, wie sich die Haustür öffnete, und ich sah meinen Vater die Treppe hochsteigen, die zu meinem Schlafzimmer führte. Er setzte sich auf eine Stufe, und ich setzte mich neben ihn. Ich bat ihn um Verzeihung, und er antwortete, es gäbe nichts zu verzeihen, ich trüge an nichts Schuld, so wenig wie er. Das Einzige, was zähle, sei die Liebe, die uns verbinde und die nicht aufhöre. Unabhängig von unserer Persönlichkeit und unser Lebensgeschichte seien unsere Seelen und die Liebe unsterblich. Als ich ›aufwachte‹, saß ich mit tränenüberströmtem Gesicht am Bettrand und hörte, wie sich die Haustür schloss. Ich glaubte, dass ich geträumt hätte, und gleichzeitig war ich davon überzeugt, dass ich etwas sehr Reales erlebt hatte. Ein unendlicher Friede breitete sich in mir aus, und ich konnte endlich meinen Weg in die Trauer beginnen. Erst gut zehn Jahre nach dieser Erfahrung konnte ich überhaupt darüber sprechen. Das war 2006. Heute ist die Erinnerung immer noch sehr lebendig, ich habe keine Einzelheit unserer Begegnung vergessen. Immer, wenn ich an sie denke, empfinde ich unsagbaren Frieden und Liebe.«

Nach einem Suizid, der für alle sehr schmerzlich ist, gelingt es den Verstorbenen gelegentlich bei einem NTK, ihre Handlungsweise zu erklären. Der folgende Bericht ist insofern besonders interessant, als der Kontakt die Beziehungdynamik *nach dem Tod* veränderte. Die Beweggründe ihres Partners reichte bei unserer Teilnehmerin für ein echtes Verständnis nicht aus, sie musste die verheerende Wirkung der Parkinson-Erkrankung am eigenen Leib erfahren, um zu verstehen, warum ihr Partner freiwillig aus dem Leben scheiden wollte. Die Botschaft, die sie bei ihrem NTK erhielt, war keine verbale Mitteilung, sondern kam in der Form körperlicher Empfindungen. Aufgrund dieser Erfahrung konnte sie die offenbar unvermeidliche Entscheidung ihres Partners schließlich nachvollziehen. Die starke Wirkung von NTK auf den Trauerprozess wird durch ihren Bericht sehr gut fassbar:

»Es war einige Tage nach dem Suizid meines Partners. Er litt an Parkinson und zitterte so stark, dass man es sogar hören konnte. Seine Krankheit war für ihn der wesentliche Grund für seine Tat. Aber er war jung, talentiert und glücklich in unserer Beziehung, weshalb ich nicht akzeptieren konnte, dass er aufgeben wollte, statt weiter gegen die Krankheit anzukämpfen, die sich plötzlich verschlimmert hatte. Trotzdem konnte er sich nicht vorstellen, ohne mich zu leben, wir waren wie eine Einheit. Ich fand ihn eines Tages leblos vor und konnte mich einfach nicht damit abfinden, dass er, der sein Leiden so lange mit Entschlossenheit und Mut getragen hatte (er war Chirurg), einfach einen Schlusspunkt setzte. Da ließ er mich buchstäblich seine Krankheit ›fühlen‹. Minutenlang hatte ich dieselben Symptome wie er mit seinem Parkinson. Man hatte ihm ein Implantat im Gehirn eingesetzt (Ursache für die beschleunigte Verschlechterung seines Zustands), das er mich ebenfalls spüren ließ. Außerdem konnte ich in diesem Moment sein Zittern auf der Bettwäsche und dem Fußboden hören. Nach diesem kurzen Moment, in dem ich seine Krankheit fühlte, als litte ich selbst an ihr, konnte ich anfangen, ihm zu verzeihen und zu verstehen, welche Hölle er seit zehn Jahren durchmachte. Ich schämte mich, dass ich wütend auf ihn war, weil er mich alleinließ. Ich habe am eigenen Leib erfahren, wie es ist, unter dieser Krankheit zu leiden. Es ist unerträglich, und deshalb verständlich, dass man es nicht länger aushalten will.«

Der folgende Bericht beschreibt ein Erlebnis, bei dem sich körperliche Empfindungen mit einem Erkenntnisprozess verbinden und zur Übermittlung einer äußerst wichtigen Information an den Sohn der Verstorbenen führen:

»Ich hörte, dass eine Cousine meines Vaters, die ich sehr mochte, Suizid begangen hatte. Ich hatte das Bedürfnis, mit ihr zu sprechen. Ich fragte sie, warum sie das getan hatte, wo sie doch ein so wunderbarer Mensch war, außerdem gerade Großmutter geworden. Es ging mir sehr schlecht, ich war schrecklich deprimiert, bekam schlecht Luft. Das zog sich über einen ganzen Nachmittag hin, und dann stellte sich plötzlich, mit einem Schlag und völlig unerklärlich, eine Art innerer Ruhe ein, und ich glaubte zu verstehen, was sie erlebt und gefühlt hatte und dass sie sich selbst nicht liebte. Sie wollte mich spüren lassen, wie es ihr vor ihrem Suizid ergangen war, ihre Verzweiflung davor und ihr Gefühl von Befreiung danach, und sie wollte, dass ich ihren Sohn das wissen ließ. Sie war jemand, der viel schrieb, der lange Briefe verfasste, und ohne es mir damals erklären zu können (ich schreibe auch gern), schrieb ich ihrem einzigen Sohn einen Brief. Darin erklärte ich ihm, dass er seiner Mutter verzeihen müsse, dass sie so entschieden hatte, dass sie sich selbst nicht liebte und sich nicht so sah, wie wir sie sahen, dass sie stolz auf ihn war und auch darauf, Großmutter zu sein, dass er glücklich sein solle – all das, was ich meinem Sohn gesagt hätte, wäre ich an ihrer Stelle gewesen.«

In den beiden letzten Berichten erfuhren die Kontaktierten durch ihren NTK den Grund für den Suizid ihrer Bezugsperson und warum er aus deren Sicht unumgänglich war. Die postmortale Information half ihnen, diese Tat, die für Familienmitglieder und Freunde so schwer zu akzeptieren ist, zu verstehen und zu »verzeihen«.

Der folgende Bericht beschreibt nicht die Last der letzten Lebensphase eines Verstorbenen, sondern im Gegenteil eine Aufwallung von Freude und Energie, die zu den traurigen Umständen beim Tod des Vaters unserer Teilnehmerin scheinbar diametral entgegengesetzt ist. Man könnte sogar die Hypothese wagen, dass sie in jenem Moment die *Gefühle des Verstorbenen empfand* und nicht ihre eigenen:

> »Kurz nach dem Tod meines Vaters, im Jahr 2014, überkam mich eine intensive Freude, die dreieinhalb Tage anhielt, und das ist unmittelbar nach einem Todesfall doch sehr seltsam. Es war eine ungewohnte, weil sehr intensive Freude, und eine innere Gelassenheit, die ich von mir so nicht kannte. Ich war in dieser ganzen Zeit in eine Wolke aus Liebe eingehüllt und spürte Energie auf dem Körper, die an meinen Armen und Fingern entlangfloss. Am siebten Tag nach seinem Tod begleitete ich den Sarg im Leichenwagen und spürte noch einmal, wie diese Liebesenergie in mich einfloss, aber es war diesmal anders, die Energie war nicht auf mir, sondern kam von oben, sie fühlte sich an wie eine Dusche. Das Gefühl blieb, solange der Leichenwagen unterwegs war, das heißt ungefähr eine Stunde.«

Der nächste Erfahrungsbericht ähnelt dem vorigen. Auch in diesem Fall wich ein Gefühl von Schwere und Bedrückung im Augenblick des Todes einem Gefühl der Befreiung:

> »Mein Großvater starb an Krebs. Am Tag seines Todes sah ich ihn nicht mehr, aber ich hatte den ganzen Tag über das

Gefühl, als würde ich eine Zentnerlast auf den Schultern tragen. Es war ein schreckliches Gefühl. Um genau 14 Uhr hob sich das Gewicht auf einmal, und ich fühlte mich richtig beschwingt, als würde ich nach oben getragen. Es war ein fantastisches Gefühl. Als ich nach Hause kam, rief meine Mutter an und sagte, mein Großvater wäre um genau 14 Uhr gestorben. Ich bin überzeugt, dass ich den Übergang meines Großvaters miterlebt habe. Monate später sah ich ihn durch ein Schaufenster hindurch vor mir stehen.«

Auch der folgende Bericht erwähnt Freude und sogar Glückseligkeit, die ein Witwer unerwartet erlebt, obwohl die traurigen Umstände bei der Beerdigung seiner Frau ganz andere Empfindungen nahelegen. Wieder scheint es so, als ob der Betreffende die aktuelle Gemütsverfassung der Verstorbenen mitempfindet, wodurch sich seine eigene Einstellung ändert.

»Der Tag, an dem meine Frau bestattet wurde, entwickelte sich zu einem der schönsten Tage meines Lebens. Meine wunderbaren Wahrnehmungen begannen früh am Morgen und steigerten sich mit der Zeit. An jenem Tag schwitzten alle, nicht nur im Freien, sondern auch in der Kirche, denn es war ein ungewöhnlich warmer Juni-Tag. Ich merkte auch, dass es heiß war, aber ich war von einer angenehmen unerklärlichen Kühle umgeben, die mich wie eine Aura oder eine Wolke einhüllte. Diese Kühle begleitete mich bis zum späten Nachmittag.

Und etwas anderes umhüllte mich und durchdrang mich gleichzeitig – die Gegenwart meiner Frau. Ich nahm ihre Anwesenheit klar und intensiv wahr und hatte nicht die geringsten Zweifel. Es war stärker, als wäre sie körperlich anwesend; ich war mir ihrer die ganze Zeit über bewusst. Diese Gegenwart lässt sich nicht leicht beschreiben. Meine Frau war ›da‹. Ich könnte nicht behaupten, dass sie unsichtbar rechts neben mir oder vor mir stand. Eher könnte ich sagen, dass sie um mich herum war, aber auch in mir. Ich fühlte mich innerlich sehr leicht, und auch körperlich hatte ich das Gefühl, vor lauter Leichtigkeit fast zu schweben. Außerdem nahm ich Gefühle wahr – ihre Gefühle. Ich spürte einen tiefen inneren Frieden und eine unbeschreibliche Freude. Vielleicht ist das Wort »Glückseligkeit« hier der richtige Ausdruck. Ich fühlte eine unendliche Liebe, ihre Liebe zu mir. Die ganze Zeit wusste ich, dass meine geliebte Frau bei mir ist. Diese Verfassung hielt den ganzen Tag über an. Ich wusste genau, dass weder Medikamente noch Drogen, Alkohol oder etwas in dieser Art dafür verantwortlich waren, denn ich hatte nichts eingenommen. Während der Trauerfeier klopfte mein Herz sehr stark. Aber dieses »Trauern« meines Körpers drang nicht bis in meine Seele vor, ich konnte es wie unbeteiligt beobachten. Es war, als würde ich von allem Leid abgeschirmt, selbst von dem Schmerz meines eigenen Körpers. Als Angehörige und Freunde am Grab weinten, hatte ich Mitleid mit ihnen, denn sie wussten nicht, wie gut es meiner Frau inzwischen ging.«

Wir fragten unsere Teilnehmerinnen und Teilnehmer, ob sie während ihres NTK Informationen erhalten hätten, die ihnen bis dahin unbekannt waren. Das war tatsächlich bei nahezu einem Viertel der Fall. Solche Angaben bieten sich besonders gut für eine qualitative Analyse an, und in der Tat arbeitet eines unserer Teams daran, während dieses Buch in Druck geht.

- **24% erhielten eine ihnen davor unbekannte Information, 7% waren sich unsicher und 69% erhielten keine ihnen davor unbekannte Information.**

Um welche Art von bislang unbekannter Information handelt es sich? Die wichtigste bisher unbekannte Information, schrieb eine große Zahl unserer Teilnehmerinnen und Teilnehmer, sei gewesen, dass ihre Liebsten den Tod ihres Körpers überlebt hatten, weiterexistierten und es ihnen gut ging. Manchmal teilten sie etwas über ihren Geisteszustand mit, ohne jedoch weitere Informationen über ihre vermutete neue Existenzform zu geben.

> »Es gibt keinen Grund, das Sterben oder den Tod zu fürchten.«

> »Dass es ein Leben nach dem Tod gibt. Keiner von uns hat daran geglaubt, bis er zu mir kam.«

> »Ich wusste nicht, dass sie lebt und glücklich ist.«

> »Ich spürte, dass er traurig war, aber eine Form von Frieden war dabei. Mein Vater war weder religiös noch spirituell, aber irgendwie fühlte ich, dass er das alles verstand.«

> »Wie es in der geistigen Welt ist – die unglaublichste Erfahrung meines Lebens.«

Es ist nicht ungewöhnlich, dass Hinterbliebene Informationen über die Umstände eines Todesfalles erhalten, die sie vorher nicht kannten:

> »Mein Sohn erzählte mir, wie er gestorben war.«

> »Wie es dazu kam, dass sie angefahren wurde, dass sie sich dessen bewusst war, was vor sich ging, seit sie gestorben war.«

> »Am Ort des Unfalltodes befand sich eine Verkehrsüberwachungskamera, deren Existenz die Polizei anfangs bestritten hatte.«

Manchmal kommt die wahrgenommene Information mehr als überraschend …

»Sie sagte, mein Sohn habe etwas zu feiern. Später erfuhr ich, dass er heimlich geheiratet hatte.«

Einige Personen gaben an, dass sie Informationen über zukünftige Ereignisse erhielten, die sich später bewahrheiteten. Diese Art von Mitteilung ist eher selten.

»Gelegentlich habe ich von meiner verstorbenen Großmutter geträumt, und wir waren beide in diesem Traum bei wachem Bewusstsein. Wir sprachen miteinander, und sie gab mir Erklärungen. Sie erzählte mir auch von Ereignissen, die sich gerade abspielten, von denen ich aber nichts wusste, und von anderen, die sich zukünftig [immer im familiären Rahmen] zutragen würden. Es ging also, anders ausgedrückt, nie um merkwürdige Prophezeiungen oder apokalyptische Vorgänge. Nach meiner bescheidenen Meinung glaube ich, dass es echte Begegnungen sind.«

»Ich erhielt Botschaften, die mir nichts sagten, jedoch später einen Sinn ergaben, als ich sie an die Person weiterleitete, für die ich sie bekommen hatte. Voraussagen wurden angekündigt, die später wahr wurden.«

Eine bevorstehende Krankheit oder der Tod einer wichtigen Bezugsperson kann ebenfalls angekündigt werden, wie in einigen bereits zitierten Berichten zu sehen war:

»Es wurde etwas angekündigt, das später eintraf und auf das ich gar nicht gefasst war, denn logischerweise sprach nichts dafür, dass mein Vater noch in diesem Jahr sterben würde.«

»Meine verstorbene Mutter sagte mir, dass mein Mann sterben würde. Das erfuhr ich ein Jahr bevor es wirklich geschah.«

Zuweilen werden aber auch glückliche Ereignisse angekündigt:

»Die Schwangerschaft meiner Schwester.«

»Ich wusste nicht, dass meine Tochter schwanger war. Sie wusste es selbst auch nicht, weil sie keine weiteren Kinder wollte.«

»›Die Kleine wird am 28. Dezember zur Welt kommen‹, kündigte mir mein verstorbener Großvater im Traum an, oder besser gesagt bei einer astralen Begegnung. Auch das Geburtsdatum meiner Tochter stimmte! Eine Woche früher als der errechnete Geburtstermin. Die Geburt der ›Kleinen‹ war erst für eine Woche später vorgesehen.«

Mitteilungen haben auch häufig einen praktischen Nutzen und liefern Auskünfte, die die trauernden Hinterbliebenen brauchen. Solche Informationen können von den Empfängern leicht und oft umgehend verifiziert werden.

Hier einige Beispiele, darunter zwei aus bereits zitierten Berichten:

»Aber warum sucht ihr in der Kiste? Die Autopapiere stecken in der Computerhülle vor dir!«

»An der Stelle des Grabgewölbes auf dem Friedhof.«

»Informationen, die Behördengänge und juristische Fragen betrafen.«

»Ein paar Wochen nach der Beerdigung sagte er mir, jemand hätte ihm etwas in seine Anzugtasche gesteckt und er habe es immer noch bei sich. Ich erfuhr, dass meine Mutter ihm eine Heiligenmedaille in die Tasche gesteckt hatte. Außerdem ließ er mich sehen, was sich in dem Umschlag befand, den meine Schwester in den Sarg gelegt hatte.«

Die rasch bestätigte praktische Information war für den Adressaten dieses Berichts aus zweiter Hand eine große Erleichterung:

»Mein Mann hatte mehrere Kontakterfahrungen, während er vollkommen wach war; er hörte bei mehreren Anlässen die Stimme meiner Mutter. Einmal geschah es, als er beunruhigt war, weil eine Schachtel mit Betäubungsmitteln fehlte (wir besitzen eine Apotheke) und er tagelang das Lager und den Giftschrank durchsuchte. An einem Sonntag ging er noch einmal hin, um einen letzten Versuch zu starten, bevor er das Fehlen melden musste. Er ging nach oben und starrte in den Schrank, als er meine Mutter sagen hörte: ›Sieh hinter der Heizung nach‹. Er griff dahinter – und da klemmte die Schachtel mit dem Diamorphin!«

Auffällig ist bei den folgenden NTK ihre ungewöhnlich lange Dauer:

»Ich verlor meine Mutter, als ich dreißig war. Ich wohnte mit meinem Mann über hundert Kilometern von meinen Eltern entfernt, und unsere Berufe beanspruchten uns sehr. Es tat mir leid, dass ich sie während ihrer Krankheit nicht häufiger besuchen konnte. Sie war mir nie so nah wie an dem Tag, als sie starb. Am Tag der Beisetzung hatte ich wirklich das Gefühl, dass ihr Sarg ein leeres Gehäuse war. Ich nahm sie anderswo wahr. Über Jahre hinweg unterhielt ich mich mit ihr, und auch heute noch sind wir in Gedanken verbunden, die ich aber genau von meinen eigenen gedanklichen Überlegungen unterscheiden kann. Sie gab mir in einer schwierigen Lebensphase Informationen über meine Zukunft, die mit unglaublicher Präzision eintrafen, sogar das Datum stimmte.«

Die Umstände des Auftretens von NTK

Eine Reihe unserer Fragen betrafen die *Umstände*, unter denen NTK auftreten.

Zunächst fragten wir nach der Dauer des Kontakts. Die gesammelten Daten bestätigen frühere Untersuchungen – Nachtod-Kontakte sind gewöhnlich sehr kurz:

- **Einige Sekunden: 45%**
- **Einige Minuten: 33%**
- **Länger: 11%**
- **Unsicher: 11%**

Auch wenn die Kontakte kurz sind, haben die Empfänger oft subjektiv den Eindruck einer viel längeren Dauer, so als hätte sich der Kontakt außerhalb der Zeit oder in einer anderen Zeitdimension abgespielt. Man kann hier eine Parallele zur Nahtod-Erfahrung (NTE) und vor allem zu einem ihrer wesentlichen Elemente ziehen, der »Lebensrückschau«, bei der die Betreffenden nach eigenen Angaben in einer – objektiv gesehen – kurzen Zeit eine große Menge an Informationen erhalten.

Eine unserer Teilnehmerinnen beschrieb genauer, wie sie bei ihrem NTK die Zeit erlebt hatte:

»Ich hatte überhaupt nicht erwartet, so ein Phänomen zu erleben, und war zusätzlich überrascht, weil es mich so abrupt aufweckte. Aber ich hatte keine negativen Gefühle, ich spürte nur Mamas Trauer und das Mitgefühl der anderen ›vermuteten‹ Person, die, wie es mir schien, sie daran hindern wollte, mich zu berühren oder zu packen. Ich frage mich oft, ob Mama mir einfach nur Lebewohl sagen wollte, indem sie mich an der Hand fasste, oder ob sie mich an der Hand fassen wollte, um mich zu sich zu ziehen, damit ich ihr folge, oder aber damit ich sie festhalte. Ich kann es einfach nicht sagen. Es ist eigenartig, denn es hat vielleicht zwei Sekunden gedauert, aber ich hatte genug Zeit, das alles zu empfinden.«

Andere Teilnehmer haben sich zu diesem Thema ähnlich geäußert:

»Die Zeit erschien mir verzerrt.«

»Es dauerte nur ein paar Sekunden, aber ich war ganz in diesem sehr starken Gefühl versunken. Es kam mir vor, als würde die Zeit stehenbleiben, sich nichts mehr bewegen …«

Zu welcher Tages- oder Nachtzeit fand der Kontakt statt? Man könnte sich vorstellen, dass die Nacht für das Auftreten von NTK geeigneter sei, und in der Tat zeigt sich ein knapper Überhang bei Kontakten am Abend oder bei Nacht, aber viele fanden auch am Morgen oder Nachmittag statt, wenn die Lichtverhältnisse besser und die Empfänger wach und aktiv waren.

- Morgen: 21%
- Nachmittag: 21%
- Abend: 16%
- Nacht: 39%
- Unsicher: 3%

War der Ort, an dem der NTK stattfand, beleuchtet oder dunkel? Obwohl sich nicht wenige der gesammelten NTK nachts ereigneten, heißt das nicht unbedingt, dass es dabei dunkel war.

- Bei Tageslicht: 31%
- Bei elektrischem Licht: 15%
- Schwach erleuchtet, bei Dämmerung oder durch eine Außenbeleuchtung etc.: 12%
- Im Dunkeln: 31%
- Unsicher: 3%
- Andere: 9%

Wir erkundigten uns nach dem Gesundheitszustand der Befragten zum Zeitpunkt des NTK (es konnten mehrere Möglichkeiten angekreuzt werden).

Die große Mehrzahl der Teilnehmer war bei guter Gesundheit. Nur einige wenige waren deprimiert oder nahmen Medikamente, was nicht erstaunt, wenn man bedenkt, dass sie mehrheitlich in Trauer waren.

- Bei guter Gesundheit: 79%
- Krank: 1%
- Deprimiert: 14%
- Unter Medikamenteneinfluss (Antidepressiva u.a.): 3%
- Unter dem Einfluss psychoaktiver Substanzen (Freizeitdrogen, Alkohol etc.): 1%
- Unsicher: 2%

Wir wollten erfahren, wie wach die Empfänger bei ihrem NTK waren. Einer Mehrzahl kann man vollständige Wachheit attestieren.

- Vollständig wach und aktiv: 39%
- Vollständig wach, in einer Ruhephase: 13%
- Schläfrig/im Halbschlaf: 7%
- Schlafend: 25%
- Beim Einschlafen oder Erwachen: 7%
- Unsicher: 1%
- Andere: 8%

In einer offenen Frage wollten wir von unseren Teilnehmern wissen, womit sie gerade beschäftigt waren, als der NTK stattfand.

Die folgenden Berichte zeigen deutlich, dass der Kontakt an jedem beliebigen Ort und zu jedem beliebigen Zeitpunkt stattfinden kann, und immer gänzlich unerwartet.

Die Antworten der Kontaktierten sind natürlich ebenso unterschiedlich wie die Personen selbst, die allesamt zum Zeitpunkt ihres NTK in ihren jeweils ganz individuellen Alltag eingebunden waren.

Hier eine kleine Auswahl:

»Ich ging die Treppe aus dem ersten Stockwerk nach unten, betrat das Wohnzimmer, und da war er.«

»Ich wollte meinen Sohn zur Schule bringen und war sehr genervt. Wir waren spät dran, die Kinder trödelten herum und wir waren endlich auf dem Weg zum Auto. Da sah ich, dass es nachts gefroren hatte, und wurde noch wütender, weil wir nun noch später kommen würden!«

»Ich unterhielt mich mit einer Freundin.«

»Ich habe ferngesehen.«

»Ich kam von einem Spaziergang zurück.«

»Ich faltete ein Kleidungsstück der Verstorbenen zusammen.«

»Ich wurde heftig durchgerüttelt, weil das Boot so schnell fuhr.«

»Ich machte mich zurecht, um zur Arbeit zu fahren.«

»Ich ging in Paris die Treppe zur Metrostation Assemblée Nationale hinunter (Linie 12), in Richtung St. Lazare.«

»Ich ging ins Bad, weil ich duschen wollte.«

»Ich suchte einen Mantel, den ich in den Keller geräumt hatte.«

Hat sich der Kontakt übergangslos oder allmählich eingestellt? Bei einer großen Mehrheit kam der Kontakt urplötzlich zustande.

- **Für 76% übergangslos, für 16% allmählich und 7% sind sich unsicher.**

Wir fragten die Teilnehmer und Teilnehmerinnen, ob sie allein oder mit anderen zusammen waren, als sie die verstorbene Person wahrnahmen. Der größte Teil der TeilnehmerInnen war allein.

- Allein: 62%
- Eine andere Person war dabei: 26%
- Mehrere Personen waren dabei: 11%
- Unsicher: 2%

Wie schon erwähnt, werden NTK gelegentlich von mehreren Personen, die sich am selben Ort befinden, gleichzeitig erlebt. Diese NTK nennt man dementsprechend **gemeinsam erlebte NTK**. Der Fachliteratur entnehmen wir, dass NTK mehrheitlich ohne Dritte als Zeugen stattfinden. Entweder sind die Empfänger im Augenblick des Kontakts allein oder es sind andere Personen anwesend, die den Verstorbenen jedoch nicht wahrnehmen können. Gemeinsam erlebte NTK sind eher selten, aber sie sind besonders bemerkenswert, weil das gemeinsame Erleben eines solchen Kontakts den Eindruck von Realität verstärkt.

Unsere Daten bestätigen frühere Untersuchungen zu diesem Punkt. Gemeinsam erlebte NTK sind offenbar wirklich selten, da die Mehrzahl unserer Teilnehmer die verstorbene Person als einzige wahrnahm, obwohl andere Menschen anwesend waren.

- **72% haben den Kontakt allein erlebt, bei 21% haben ein oder mehrere andere Anwesende den Kontakt ebenfalls wahrgenommen, 7% sind sich unsicher.**

In einer Anschlussfrage wollten wir wissen, ob eine oder mehrere Personen aus dem Umfeld der Teilnehmer ebenfalls angaben, mit dem Verstorbenen zu einem beliebigen Zeitpunkt Kontakt gehabt zu haben.

- **35% kannten einen Menschen, der Kontakt zu demselben Verstorbenen hatte, 15% sind sich unsicher und bei 50% gab es im Umfeld keinen Kontakt mit demselben Verstorbenen.**

Die Erscheinung, von der nun die Rede ist, wurde von zwei Personen am selben Ort wahrgenommen:

> »In einer Bibliothek war die sehr lebensechte Erscheinung eines vor vielen Jahren verstorbenen Onkels. Er wurde auch von einem jungen Mann gesehen, der neben mir saß.«

Ein Verstorbener wollte offenbar sichergehen, dass man sich nach seinem Tod gut um seine Frau kümmern würde:

»Viele Leute behaupteten, dass sie ebenfalls mit Kenneth Kontakt hatten. Einige von ihnen wussten vor ihrem Kontakt nicht, dass er gestorben war. Der erste, Bruce, war nur ein flüchtiger, aber netter Bekannter, ein Offizier im Ruhestand. Nach Kenneths Tod versuchten Bruce und Lisbeth mich zu unterstützen und kümmerten sich um mich ... aus der Ferne, ein bisschen wie ein Vater (oder eine Mutter) um ihre Tochter. Aber ich kannte sie nicht besonders gut. Ich war ihnen zwar unendlich dankbar, aber ich war auch ein bisschen verwundert. Kürzlich schrieb mir Bruce und erklärte mir, dass Kenneth ihm in den Monaten nach seinem Tod erschienen war. Über Details will er aber erst sprechen, wenn wir uns von Angesicht zu Angesicht gegenübersitzen, »die Füße unter demselben Tisch«, wie er es ausdrückt. Die Erfahrung hat ihn verwandelt, und er möchte sich nicht am Telefon oder per Mail dazu äußern. Das könne er nur persönlich, sagt er. Bisher kam es noch nicht dazu. Aber auf jeden Fall ist das der Grund, warum er sich um mich gekümmert hat.

Ein anderer Kontakt, Rosemary, wusste nichts von Kenneths Tod. Dann erschien ihr Kenneth im Traum und trug ihr auf, so schnell wie möglich mit mir in Verbindung zu treten, was sie ein Jahr später tat. Sie hatte unsere neue Adresse nicht, weil wir seit unserem letzten Kontakt umgezogen waren. Auch Rosemary schrieb mir letzte Woche, dass ihr Kenneth und ich vor ein paar Tagen gemeinsam im Traum erschienen seien und ihr wichtige Dinge erklärt hätten, die sie in Zukunft wissen müsse. An Einzelheiten kann sie sich nicht erinnern. Über das ›Treffen‹ hatte sie sich jedoch gefreut. Es gab noch weitere Personen, die mich im Lauf der Jahre auf diese Art kontaktierten.«

Manchmal nehmen mehrere Personen an verschiedenen Orten, aber zum selben Zeitpunkt oder kurz nacheinander denselben Verstorbenen wahr, beispielsweise in dessen Todesstunde. Das erzählt auch eine Teilnehmerin, die selbst einen NTK mit ihrem verstorbenen Großvater erlebte:

> »Meinem Bruder erschien im Traum mein Großvater und fragte ihn, ob er glaube, dass er gehen müsse oder nicht (mein Großvater hatte Krebs im Endstadium und lag im Krankenhaus). In seinem Traum gab mein Bruder unserem Großvater eine Art von Erlaubnis. Dieser starb dann noch in derselben Nacht, um 2.20 Uhr [...] Als ich meinen Bruder am nächsten Morgen anrief, um ihm zu erzählen, dass Großvater gestorben sei, antwortete er sofort: »Ja, ich weiß, er ist letzte Nacht gestorben, er hat mich vorher um die Erlaubnis gebeten zu gehen.«

In den folgenden Beschreibungen berichten Befragte, die selbst einen NTK mit dem Verstorbenen erlebten, von Kontakten, die Menschen aus ihrer Umgebung mit demselben Verstorbenen zu anderen Zeiten erlebten:

> »Mein fünfjähriger Neffe erzählte meinem Bruder, er hätte seine Oma in einem hübschen Kleid gesehen, sie hätte mit ihm geredet, strahlend und lächelnd ... Er erinnerte sich nicht mehr, was sie zu ihm gesagt hatte, nur noch, dass sie ihre Kinder sehr lieb habe (das sind die exakten Worte meines Neffen*) und dass sie am Dienstag wiederkommen würde ...«

> »Meine Schwester, in deren Haus sich mein Sohn das Leben genommen hat. Eines Nachts hat sie ihn in ihrem Schlafzimmer gesehen.«

> »Die Mutter der Freundin meiner Tochter. Sie sah ihn, gegen den Geschirrspüler gelehnt, während wir Tee tranken. Ich habe ihn nicht gesehen. Sie hat gesagt, dass er traurig war.«

* Im französischen Originalzitat entspricht die verwendete Formulierung tatsächlich keineswegs dem Sprachniveau eines Kindes.

»Meine Lebensgefährtin nahm die Gegenwart meiner Mutter wahr, am Abend ihres Todes, sie saß dicht bei mir auf meiner Seite des Bettes. Ich persönlich habe an jenem Abend gar nichts von ihrer Gegenwart gespürt.«

In den folgenden Fällen wurde derselbe Verstorbene nicht nur von der Teilnehmerin selbst wahrgenommen, sondern, in zeitlichem Abstand, noch von zwei weiteren Personen:

»Zwei unserer Töchter haben die Gegenwart meines Mannes gespürt. Eine nur wenige Minuten nach seinem Tod, während ich mit ihr telefonierte. Sie spürte eine Wesenheit, die zu ihr sagte: ›Es geht mir gut, weine nicht, ich bin immer da.‹ Sie wusste sofort, dass das ihr Papa war. Mehrere Monate nach seinem Tod wurde eine andere Tochter, die etwas Schweres in den Armen trug, von einer massiven Tür fast eingeklemmt. Sie dachte: ›Jetzt bräuchte ich magische Hilfe, damit meine Schachteln nicht alle zerdrückt werden.‹ In diesem Moment spürte sie einen kühlen Luftzug, und die Tür öffnete sich, sie konnte hindurchgehen ... Sie war durch diese Erfahrung ziemlich erschüttert, und obwohl sie der Idee eines Lebens nach dem Tod sehr ablehnend gegenübersteht, konnte sie ihren Papa deutlich wahrnehmen!«

»Meine Mutter und meine Schwiegermutter haben meinen Sohn im Abstand von mehreren Tagen flüchtig gesehen, beide in ihrer jeweiligen Wohnung. Beide sagten denselben Satz zu mir: ›Ich habe François gesehen, er war es wirklich.‹«

Bekanntermaßen zeigen Haustiere eine bemerkenswerte Sensibilität für das, was man außersinnliche Wahrnehmung nennen könnte. Wir wollten wissen, ob ein Haustier (Katze, Hund etc.) sich während des NTK am selben Ort befand.

- **20% hatten ein Haustier bei sich, 7% waren sich unsicher und 74% hatten kein Haustier bei sich.**

Von denjenigen Personen, bei denen sich während des NTK ein Haustier aufhielt, gab ein Viertel an, dass es sich auffällig verhielt.

- **25% konstatierten ein ungewöhnliches Verhalten des Tieres, 16% waren sich unsicher und 59% bemerkten nur das übliche Verhalten.**

Hier einige Beispiele für auffälliges Verhalten bei einem Haustier:

»Bei einem NTK, der über dreißig Jahre zurückliegt, war meine Katze dabei. Sie schlief friedlich auf meinen Knien, richtete sich aber plötzlich auf und fuhr die Krallen aus, während ich gleichzeitig eine große Kälte um mich herum spürte (es war Sommer).«

»Als mich mein Mann in unserem Haus besuchte, benahm sich der Hund sehr merkwürdig. Er wedelte mit dem Schwanz, als würde ein vertrauter Mensch zu Besuch kommen.«

»Die Katze drehte den Kopf zur Seite, deshalb sah ich zur Tür, die sich öffnete, und meine Großmutter stand da. Ich versteckte mich unter der Decke.«

»Zwei Tage nach dem Tod meines Mannes hatte ich beim Schlafengehen das Bedürfnis, das Fenster und die Vorhänge zu öffnen, und als ich mich wieder hinlegte, hatte sich die Katze meines Mannes auf seine Bettseite gelegt. Ich spürte, wie die Präsenz meines Mannes durch das offene Fenster in den Raum kam; die Katze fing an zu schnurren, obwohl ich sie nicht anfasste. Diese Präsenz teilte mir durch eine innere Stimme gewissermaßen telepathisch mit, dass es ihm gut ging, er sei mit sich im Reinen und ich müsse mir keine Sorgen mache. Dann verschwand seine Präsenz, so wie sie gekommen war, und als sie nicht mehr da war, hörte auch die Katze auf zu schnurren.«

»Ich spürte die warmen Arme meines verstorbenen Schwiegervaters; er hatte in der Ecke des Zimmers in einiger Entfernung gestanden. Meine Schwägerin fühlte sich kalt und fragte mich plötzlich, was los sei. Die Katze, die auf meinem Schoß schlief, sprang daraufhin auf, mit gewölbtem Rücken und aufgestelltem Fell, die Krallen gruben sich in mein Bein und sie starrte auf die Ecke des Zimmers, in der Henry sich befand. Sie würde niemals in die Nähe dieser Ecke gehen, selbst wenn sie zwei Tage lang nicht gefüttert würde und ihr Futter dort abgestellt wurde, hatte sie Angst, in die Nähe dieses Bereichs zu gehen.«

Schließlich fragten wir noch nach dem Gemütszustand der Teilnehmer bei ihrem NTK. Erschraken sie über den Kontakt, den der Verstorbene offenbar herbeigeführt hatte? Eine überwiegende Mehrheit war nicht erschrocken, eine kleine Minderheit allerdings sehr wohl.

- **85% erschraken nicht, 3% waren sich unsicher und 12% waren erschrocken.**

Es ist bemerkenswert, dass 85% unserer Befragten keine Angst vor dem NTK hatten, obwohl er völlig unerwartet und unaufgefordert auftrat und offensichtlich in völligem Widerspruch zum Möglichkeitsspektrum der Realität stand, wie es von unseren westlichen Gesellschaften definiert wird.

Diejenigen, die Angst bekommen hatten, fragten wir, an welchem Punkt der Erfahrung das passiert war.

- **53% hatten während des gesamten NTK Angst, 32% nur am Anfang und 16% nur am Ende.**

Zugegeben, NTK passen nicht in das materialistische Weltbild, das in unseren westlichen Gesellschaften verbreitet ist. Ein solcher Kontakt kann Menschen tief erschüttern oder sie sogar an ihrer geistigen Gesundheit zweifeln lassen. Auch wenn ihnen bewusst ist, dass der Verstorbene ihnen nur Gutes will, kann sie die Fremdartigkeit der Erfahrung in Angst versetzen.

Wir haben die kleine Minderheit (12%) der Teilnehmer, die bei ihren NTK erschrocken waren, gefragt, welches Element hauptsächlich Angst ausgelöst hat. Nur sehr wenige befürchteten, dass der Verstorbene ihnen Schaden zufügen wollte.

- Mich brachte die Tatsache aus dem Konzept, dass der Verstorbene offensichtlich fähig war, mit mir einen Kontakt herzustellen: 42%
- Ich hatte Angst, den Verstand zu verlieren/ zu halluzinieren: 17%
- Ich dachte, der Verstorbene hätte die Absicht, mir zu schaden: 16%
- Andere: 25%

> »Es kam sehr überraschend und war sehr beunruhigend, es hat mir Angst gemacht, obwohl ich wusste, dass es mein Vater war.«

Wie zahlreiche oben zitierte Berichte bezeugen, werden NTK im Allgemeinen von den Empfängern spontan als eine erschütternde, aber auch beglückende Erfahrung erlebt, und sie zweifeln nicht einen Augenblick an deren Authentizität. Nachdem sie etwas Zeit zum Nachdenken hatten, fragen sie sich unter Umständen, wie so etwas überhaupt möglich ist, weil es in einem so krassen Gegensatz zur herrschenden Denkweise und vielleicht auch zu ihren eigenen

Überzeugungen steht, und sie wundern sich darüber, dass sie dieses Erlebnis mit so großer Selbstverständlichkeit und Freude aufgenommen haben.

Das genau ist es, was zwei unserer Teilnehmerinnen empfanden:

> »Nach dem NTK war ich erschrocken, aber nicht während er stattfand.«

> »Die Anomalität des Phänomens wurde mir erst nachher bewusst.«

Eine andere Teilnehmerin sieht die Gründe für ihre Angst in einem Mangel an Information:

> »Weil ich nicht verstand, was da passiert ist.«

Eine weitere bedauerliche Folge mangelnden Wissens über NTK ist die Sorge der Empfänger um ihre psychische Gesundheit:

> »Ich dachte, ich bin verrückt, und fand es beängstigend … Ich bedauere das, weil ich nicht dazu kam, mit meiner Tochter zu kommunizieren, bevor sie verstarb.«

Informationsdefizite haben auch die folgende Teilnehmerin aus dem Gleichgewicht gebracht und an ihrer Vernunft zweifeln lassen. Hätte sie das nötige Rüstzeug gehabt, mit dem sie verstanden hätte, was sie gerade erlebte, hätte sie den Moment in aller Gelassenheit genießen können:

> »Ich wurde durch den NTK geweckt und setzte mich abrupt im Bett auf. Was ich sah, bewirkte, dass ich die Augen erschrocken aufriss und die ganze Nacht wach blieb, auch als es wieder dunkel war. Ich war vollkommen außer mir. Damals wusste ich nicht, dass so etwas existiert, und sorgte mich

um mein seelisches Gleichgewicht. Ich machte mir sehr große Sorgen. Mir war tief im Inneren klar, dass ich das alles wirklich erlebt hatte, aber es kam mir so verrückt vor. Wenn heute etwas Ähnliches passieren würde, würde ich anders reagieren. Ich wäre glücklich und würde nicht befürchten, dass ich verrückt geworden bin.«

Auch im nächsten Fall hätten Vorkenntnisse es unserer Teilnehmerin erspart, sich um ihren Geisteszustand zu sorgen, und ihr Psychiater wäre durch mehr Wissen in der Lage gewesen, ihr bessere Ratschläge zu geben:

»Es war die Woche nach dem Tod meines Vaters (ich war neunzehn Jahre alt). Ich konnte nicht schlafen, weil ich das Gefühl hatte, beobachtet zu werden. Mir war, als würde mich mein Vater aus einer Ecke meines Schlafzimmers beobachten, und das machte mir große Angst. Mir standen buchstäblich die Haare zu Berge, und es rieselte mir kalt über den Rücken. Ich suchte einen Psychiater auf und fragte ihn, was ich da erlebt hatte, weil es eine so traumatische Erfahrung für mich war. Ich war ja noch jung. Seine Antwort: Unausgelebte Trauer, nehmen Sie Schlafmittel. Erst Jahre später wurde mir klar, dass ich nicht psychisch gestört war.«

Was, wenn ein NTK kein »anormales«, »außergewöhnliches«, »merkwürdiges« oder gar »paranormales« Phänom wäre, sondern ganz einfach eine verbreitete menschliche Erfahrung, die möglicherweise die Hälfte der Weltbevölkerung erlebt?

Gestatten wir es uns, ein Weilchen zu träumen, und stellen wir uns vor, dass alle Menschen, die einen spontanen und direkten Kontakt mit einer verstorbenen Bezugsperson erleben, bereits gründlich über das Phänomen NTK informiert wären. Sie würden den Begriff, die Phänomenologie, die Wirkung, die Häufigkeit und die zahlreichen wissenschaftlichen Studien zum Thema kennen. Sie hätten Gelegenheit gehabt, in den Medien und auf anderen Foren sachkundige und differenzierte Diskussionen zu verfolgen. Sollten sie dann eines Tages selbst einen NTK erleben, hätten sie alle notwendigen Hilfsmittel zur Verfügung, um ihr Erlebnis nicht nur zu verstehen, sondern dank sachkundiger Kenntnis auch bewerten zu können.

Es würde ihnen um vieles leichter fallen, die Erfahrung mit ihrer Umgebung zu teilen. Man kann sich vorstellen, wie erleichtert die Kontaktierten wären, wenn ihre Gesprächspartner über das Phänomen der NTK bereits im Bilde wären und sich ihre Erfahrung auf das Basis dieser Vorkenntnisse anhören könnten. Wüssten beide Seiten über das Phänomen Bescheid, hätten sie dafür eine gemeinsame Sprache, und dennoch bliebe für jeden und jede genug Raum, gemäß der eigenen Ansichten damit umzugehen.

Um den Themenkomplex zu vertiefen, stellten wir unseren Teilnehmerinnen und Teilnehmern zusätzliche Fragen.

Hörte der Kontakt umgehend auf, als Sie Angst verspürten?

- **Bei 35% hörte der Kontakt sofort auf, 15% waren sich unsicher, und bei 51% hörte der Kontakt nicht abrupt auf.**

Wir fragten die betroffenen Personen, wie sie sich fühlten, als der Kontakt plötzlich abbrach.

- Ich war erleichtert: 37%
- Ich habe den Abbruch bedauert: 43%
- Es war mir gleichgültig: 5%
- Unsicher: 16%

Nachtod-Kontakte, besonders Kontakte visueller Natur, können Angst auslösen und unter Umständen Menschen dazu bewegen, rasch den Raum zu verlassen, um ihnen zu entkommen. Dennoch bedauern dieselben Menschen – wie 43% unserer Teilnehmer, die auf die entsprechende Frage antworteten – später häufig ihre unbedachte Reaktion, und einige von ihnen wünschten sich einen erneuten Kontakt.

Dazu ein Beispiel:

»Am ersten Tag des Jahres 2018, in aller Frühe. Um sieben Uhr weckte mich etwas. Ich war an jenem Morgen allein, weil mein Mann an diesem Feiertag ausnahmsweise beruflich unterwegs war. Ein helles Licht mit einem sehr weißen, sehr reinen Mittelpunkt, etwa so groß wie ein Mensch. Die äußeren Umrisse weniger klar, etwa so wie eine Wolke. Eine Gegenwart am Fußende meines Bettes, wie eine Person, aber es war nicht erkennbar, welche Person. Eine wohlwollende und sehr kraftvolle Präsenz. Zuerst hatte ich keine Angst, ich fühlte mich wohl. Ich hatte das Gefühl, dass sie gekommen war, um mir etwas mitzuteilen. Nach ein paar Sekunden merkte ich, dass das nicht normal war, und sah mich suchend um, woher das Licht wohl kam. Ich versuchte, mich an die Vernunft zu klammern, aber es ging nicht. Offenkundig war da nichts, die Vorhänge waren geschlossen, keine Lampen brannten. In diesem Moment bekam ich Angst, und da hörte es auf. Heute bin ich mir sicher, dass ich es gesehen und nicht geträumt habe; und ich bedauere sehr, dass ich Angst hatte. Ich bin mir sicher, dass man mich vorwarnen wollte. Erst zweieinhalb Monate später verstand ich die Botschaft. Ich bin mir völlig sicher. Da starb nämlich meine Grußmutter. Heute weiß ich, dass an jenem Morgen mein Großvater (der Mann meiner Großmutter) am Fuß meines Bettes stand, der seit zwanzig Jahren tot ist.«

Wie oben erwähnt, analysieren derzeit mehrere Teams im Rahmen unseres Projekts und auf der Basis unserer Datensammlung spezifische Aspekte von Nachtod-Kontakten oder haben dies bereits getan. Renaud Evrard, Professor am Psychologischen Institut der Université de Lorraine in Nancy, und seine Kollegen bilden eines der externen Teams, die mit uns zusammenarbeiten. Er und seine Kollegen haben sich mit dem Phänomen der erschreckenden NTK beschäftigt und in *Evolution psychiatrique* einen Beitrag dazu verfasst.*

Der Artikel stellt die Analyse von 108 Zeugenberichten aus dem englischen und französischen Datensatz unserer Datensammlung vor, was einer Teilmenge des Samples derjenigen Befragten entspricht, die ihren NTK als beängstigend oder negativ beschrieben.

Die Mixed-Methods-Analyse geschlossener und offener Fragen beleuchtet den Inhalt der Botschaften, die Ängste, die mit diesen Erfahrungen verbunden sind, die Art und Weise, wie die Teilnehmerinnen und Teilnehmer anderen Menschen von ihren Erlebnisse erzählten und schließlich die Folgen der NTK. Die Analyse hat ergeben, dass selbst NTK, die als erschreckend oder negativ bezeichnet wurden, von den Empfängern gar nicht so erlebt wurden: »Ungeachtet der Tatsache, dass wir sogenannte erschreckende NTK analysieren, werden gemäß unserer Analyse die Botschaften selten als das bösartige Aufzwingen eines fremden Willens seitens der Wesen gedeutet. Die allermeisten Botschaften erweisen sich als positiv, wobei manche speziell auf gescheiterte Beziehungen abheben, andere auf einen bevorstehenden Todesfall oder ein problematisches Lebensereignis vorbereiten. Mitteilungen, die Kenntnisse über das Leben nach dem Tod enthalten, können auch Trost in anderer Form vermitteln, und zwar weniger emotional als intellektuell.

Solche Mitteilungen scheinen darauf ausgerichtet, eine innere Distanz zu fördern; die Überzeugung, dass es dem Verstorbenen dort, wo er sich befindet, gut geht, schenkt dem Hinterbliebenen inneren Frieden. In dem Prozess, bei dem der Verlust allmählich akzeptiert wird, lindert diese Art von Botschaft die seelische Anspannung und vor allem die unbewusste Verstrickung, die Schuldgefühle erzeugt. Die Vorstellungen von einem anderswo weitergeführten Leben erleichtert eine innere Entwicklung: Wenn der geliebte Mensch »noch am Leben« und sogar an einem angenehmen Ort glücklich ist, muss

* Dollander, M., Evrard, R. , Elsaesser, E., Roe, C. A., Cooper, C. E., Lorimer, D., »Expériences exceptionnelles nécrophaniques et deuil paradoxal: études de la phénoménologie et des répercussions des vécus effrayants de contact avec les défunts.« In: *Evolution psychiatrique* 2021. In Vorbereitung.

man sich nicht länger Sorgen machen. Der Trauernde kann sich nun einen geistigen Raum eröffnen, in dem die Realität des Todes zugelassen wird.

Die multisensorische Erfahrung eines NTK bringt die Beziehung mit dem Objekt in die Gegenwart und ermöglicht es, sie da zu heilen, wo die Verbindung durch den Eintritt des Todes eventuell beschädigt war. Auch wenn der physische Körper nicht mehr existiert, ist das psychische Objekt durchaus nicht tot! Es muss deshalb künftig eine andere Position im seelischen Raum einnehmen. Der NTK scheint diese Arbeit der Subjektivierung und Neuordnung zu manifestieren. Durch ihn können noch vorhandene Spannungen ein Ventil finden […].

Interessant ist, dass die Botschaften mit Ankündigungen oder Voraussagen, oder jene bei denen die Empfänger lediglich als Medium einer weiterzuleitenden Nachricht agieren, eine essenzielle Szene des Seelenlebens wiederholen. Wenn ein Subjekt phantasmatisch durch ein anderes hindurchgeht, kann es seinen Anteil an Verantwortung in einem Prozess, der seine Schutzmechanismen besser würdigt, als seelisch weniger belastend wahrnehmen.

Angesicht der durchweg positiven Dimension der Mitteilungen, die bei NTK gemacht werden, können wir die berechtigte Frage stellen, aus welchen Quellen sich die Ängste speisen, die dabei erlebt werden.*

Wie genau diese Ängste aussahen, haben Professor Renaud Evrard und sein Team untersucht. Warum berichteten 12% der Teilnehmer und Teilnehmerinnen an unserer Umfrage, dass sie sich bei ihrem NTK zeitweise oder generell fürchteten? Woher kommt diese Angst, da die Mitteilungen, die während des Kontakts übermittelt wurden, nicht beängstigend wirkten?

Eine große Rolle spielen wohl der Überraschungseffekt und der Eindruck, dass man etwas ganz und gar Unmögliches erlebt, was wiederum zum Zweifel an der eigenen geistigen Gesundheit führt: »Der Inhalt der Botschaften ist größtenteils positiv. Die Ängs-

* Ebd.

te sind relativ ambivalent und vorübergehend*[...]. Unheimliche Manifestationen von gefährlichen Unholden, von deren gespenstischen Darstellungen unsere Kultur überschwemmt wird, fehlen eindeutig. Die Ängste entstehen vorwiegend aus der Überraschung heraus: Der Schrecken des Unbekannten, ein Schrecken, der die Wahrnehmung, die Gefühle und den Verstand ergreift. Sehr schnell können Fragen nach den Absichten der Wesenheit und der Bedeutung der Begegnung auftauchen. Manchmal entstehen Missverständnisse dadurch, dass Phänomene in der physischen Welt auftreten. Andere Ängste beruhen auf beginnenden Zweifeln an der psychischen Gesundheit der betroffenen Person und der Möglichkeit, diese unerklärliche Erfahrung anderen mitzuteilen. Häufig schwinden die Ängste, wenn die Person ihre Furcht ausdrückt (verbal oder indem sie sich aus der Situation zurückzieht), denn dann hat sie das Gefühl, dass sie die Oberhand hat, nicht bedrängt wird und die Kontrolle behält. Das trifft nicht unbedingt auf die wenigen Sekunden oder Minuten zu, die ein NTK mit vorübergehenden Lähmungserscheinungen** dauert, weil der Verlust der Kontrolle über den eigenen Körper sehr wohl Ängste auslösen kann (61,6% der 1.004 Befragten waren bei ihren vorübergehenden Lähmungserscheinungen nicht in Angst***). Die Angst geht jedoch meistens schnell vorüber und ist sogar häufig schon während der Erfahrung mit positiven Gefühlen verknüpft. Bei der Untersuchung der Auswirkungen des Phänomens hat sich bestätigt, dass die Menschen auf Dauer eine positive oder sehr positive Sicht ihrer Erfahrung in Gedächtnis behalten.«**** Professor Renaud Evrard und seine Kollegen folgern: »Die Daten zu den sogenannten erschreckenden spontanen Nachtod-Kontakten legen nahe, dass diese Erfahrungen Katalysatoren für nicht-pathologische Trauer sind. Im Gegensatz

* Ebd.

** Siehe Abschnitt »Vorübergehende Lähmungserscheinungen«, S. 198

*** Elsaesser, E., Roe, C. A., Cooper, C. E. & Lorimer, D., *Investigation of the phenomenology and impact of spontaneous and direct After-Death Communications* (ADCs), 2020, S. 14. https://www.evelyn-elsaesser.com/wp-content/uploads/2020/02/Booklet_Web_English_Research.pdf

**** Ebd.

zum Trennungsmodell unterstützten unsere Ergebnisse das Modell einer fortdauernden Beziehung durch paradoxes Trauern: Trauer gelingt gerade dann, wenn die Beziehung mit dem Verstorbenen offen und lebendig aufrechterhalten wird.«*

Vorübergehende Lähmungserscheinungen

Vor unserer Forschungsarbeit wurde das Phänomen der vorübergehenden Lähmungserscheinungen noch nie von Experten als charakteristisches Merkmal von NTK beschrieben.

Für mein Buch *Nachtod-Kontakte – Spontane Begegnungen mit Verstorbenen*** hatte ich zweiundzwanzig NTK-Berichte analysiert, die mir aufgrund eines in meinem Beitrag in der Zeitschrift *Inexploré**** veröffentlichten Aufrufs zugeschickt worden waren. Drei der zweiundzwanzig Befragten hatten berichtet, dass sie sich während des Kontakts zeitweise nicht mehr bewegen oder nicht mehr sprechen konnten – oder sogar beides. Man hätte nun annehmen können, dass es sich um ein äußerst seltenes Phänomen handelte, das in der Literatur deshalb gar nicht erst auftauchte, aber drei von zweiundzwanzig Personen hatten es immerhin während ihres NTK erlebt. Das ist keine vernachlässigbare Größe, und darum konnte diese Erscheinung nicht als belanglos für meine sehr bescheidene Datenmenge erachtet werden. Soviel ich weiß, habe ich dieses NTK-Element als Erste erwähnt. Ich habe mich entschieden, es ›vorübergehende Lähmungserscheinungen‹**** zu nennen. Wir haben bei unserer Umfrage natürlich die Gelegenheit ergriffen, zu diesem Aspekt der NTK eine Reihe von Fragen zu stellen, weil wir herausfinden wollten, ob die von mir analysierten Fälle eine Ausnahme oder Ano-

* Ebd.

** Amerang 2020

*** Elsaesser-Valarino, Evelyn, VSCD, »Hallucination ou dernière communication?«, in *Inexploré – le Magazine de l'INREES*, 2013, Nr.19, S. 84-88.

**** Elsaesser, Evelyn, *Nachtodkontakte: Spontane Begegnungen mit Verstorbenen*, 2. Aufl., Crotona-Verlag, Amerang 200, S. 90-93.

malie darstellten beziehungsweise ob die vorübergehende Lähmung tatsächlich ein konstituierendes Merkmal von NTK ist.

Unsere Daten lassen darauf schließen, dass es sich wirklich um ein wiederkehrendes Phänomen handelt, denn **120** Teilnehmer erwähnten vorübergehende Lähmungserscheinungen bei ihren NTK.

- **12% meldeten vorübergehende Lähmungserscheinungen, 8% waren sich unsicher und 80% haben nichts dergleichen bemerkt.**

Wie kann man sich diese vorübergehenden Lähmungserscheinungen vorstellen? Ich lasse dies einen unserer Teilnehmer erläutern:

»Es passierte ein paar Wochen nach dem Tod meiner Frau im Haus sehr enger Freunde, um ungefähr zwei Uhr morgens. Ich war allenfalls ein bisschen schläfrig, aber wach war ich sicher. Plötzlich spürte ich eine Wesenheit in Verbindung mit einer Art Lähmung (meine Gliedmaßen gehorchten den Befehlen aus meinem Gehirn nicht mehr, ich wollte einen Finger oder eine Hand bewegen, aber ich konnte es nicht), doch das beunruhigte mich nicht, denn ich dachte gleich an meine Frau und nahm an, dass das Phänomen etwas mit uns beiden zu tun hatte. Außerdem war es weder schmerzhaft noch unangenehm. Dann spürte ich, wie sich etwas auf mich legte, auf meinen Körper wurde ein leichter Druck ausgeübt. Überzeugt, dass es sich um meine Frau handeln musste (ich schlafe mit angezogenen Beinen auf der Seite) fragte ich sie sofort, ob ›es ist ihr gut ginge, da, wo sie war‹, worauf sie mir antwortete: ›Ja, es geht.‹ Dann spürte ich, dass sie noch näher rückte, aber dazu kam ein Geräusch, das immer lauter wurde, je näher sie mir war. Sie sagte einen sehr kurzen Satz, den ich wegen des Lärms nicht richtig hören konnte. Ich bat sie, den Satz zu wiederholen, was sie tat. Ich verstand ›ich liebe dich‹, was sie oft zu mir sagte. Dann fragte ich sie, ob wir uns bald wiedersehen würden, und sie antwortete: ›Nein, so bald wird das nicht geschehen.‹ Auch in diesem Satz erkannte ich eine Formulierung, die sie häufig verwendete. Dann sah ich, wie sie sich von meinem Körper löste und vor mir erschien, und da erkannte ich ihr Gesicht (das ein wenig wächsern wirkte) klar und deutlich, von einer Art Cape umgeben. Sie bewegte sich erst ziemlich langsam an mir vorbei, und dann beschleunigte sich ihre Bewegung – und sie stieg zum Himmel auf. Ich sah, wie sie immer kleiner wurde, bis sie nur noch ein Punkt war und schließlich ganz verschwand. Danach konnte ich mich wieder frei bewegen, und es dauerte eine gewisse Zeit, bis ich einschlafen konnte, weil ich so aufgewühlt war und mich über das Wiedersehen freute. Ich habe das alles mit vollem Bewusstsein erlebt (womit ich sagen will, dass es keinesfalls ein Traum war), und heute, nach über einem Jahr, steht mir im Geist noch jedes Detail vor Augen. Für mich war es ein immenser Trost und hat bedeutend dazu beigetragen, dass ich diese Zeit einigermaßen gut überstand.«

Anschlussfragen lieferten uns zusätzliche Informationen.

Hatten Sie den Eindruck, dass Sie sich während des Kontakts nicht bewegen konnten?

- **55% konnten sich nicht bewegen, 20% waren sich unsicher und 26% haben nichts dergleichen bemerkt.**

Hatten Sie den Eindruck, dass Sie während des Kontakts nicht sprechen konnten?

- **47% konnten nicht sprechen, 14% waren sich unsicher und 39% haben nichts dergleichen bemerkt.**

Hier zu diesem Thema einige Auszüge aus Berichten unserer Befragten:

»Ich merkte sofort eine Art Lähmung und überprüfte das Gefühl: Mein Gehirn gab meiner Hand den Befehl, sich zu bewegen, aber sie konnte die Anweisung nicht ausführen.«

»Ich dachte gleich, dass mein Vater mir ein Zeichen gegeben hat, weil es nicht mein erster NTK war und deshalb auch nicht die erste Lähmung im Schlaf. Es ist jedes Mal dasselbe: Ich bin halb bei Bewusstsein und kann weder Beine noch Arme bewegen, mein Körper ist bleischwer und wie an der Matratze festgeklebt.«

»Mein ganzer Körper war gelähmt, und als ich versuchte, mich zu bewegen, spürte ich ein riesiges Gewicht auf mir. Und die Stimme sagte mir, ich solle mich nicht bewegen.«

»Einfach nur unfähig, mich zu bewegen und zu reden.«

Haben Sie eine andere Form der körperlichen Einschränkung / vorübergehenden Lähmung bemerkt?

- **25% bemerkten eine andere Form vorübergehender Lähmung, 25% waren sich unsicher und 50% haben nichts dergleichen bemerkt.**

Ich führe hier einige Beispiele für andere Arten von physischen Einschränkungen auf:

»Mein Körper war gelähmt, ebenso die Augen, aber ich konnte sprechen.«

»Ich konnte die Augen nicht bewegen.«

»Eine Gedankenlähmung, am Anfang konnte ich nur zuhören.«

»Atmen war unmöglich, das Herz wie zusammengepresst, wie zermalmt.«

»Ich war wie in einem Kokon eingeschlossen.«

»Ich war völlig steif, aber es ging mir unglaublich gut.«

Obwohl sie eine vorübergehende Lähmung erlebte, empfand eine der Teilnehmerinnen den Kontakt als beruhigend und schön:

»Zehn Monate nach dem Tod meines Sohnes Éric an Allerheiligen 1990 (ein sehr schwerer Tag). Abends im Schlafzimmer, ich schlief nicht, da erschien er mir, in ein außerordentlich helles weißes Licht getaucht, und machte mit dem rechten Arm eine ausholende Bewegung, mit der er mir einen Ort von großer Leuchtkraft und Klarheit zeigte, den ich vorher noch nie gesehen hatte! Nicht einmal eine Stadt, die nachts hell erleuchtet ist, kann ein solches Licht ausstrahlen. Es war wundervoll, ich war starr vor Staunen, wie gelähmt, lag lang ausgestreckt auf meinem Bett. Éric lächelte mich an, er strahlte, und dann verflüchtigte er sich. In diesem Augenblick spürte ich, wie seine Hand flüchtig über meine Wange strich. Wärme flutete in meinen Körper, der sich vorher eiskalt angefühlt hatte. Durch diese Erscheinung bin ich innerlich zur Ruhe gekommen, weil ich gesehen habe, wie glücklich er ist. Das hat mich in meiner Gewissheit bestärkt, dass es ein Leben nach dem Tod gibt.«

Mehrere Kontaktierte beschreiben unkontrollierbare Bewegungen der Gliedmaßen, vor allem der Beine, wie der folgende Bericht illustriert:

»Meine Großmutter besuchte mich im Schlaf oder Halbschlaf – ich weiß nicht, ob ich träumte. Ich hatte den Eindruck, dass ich keine Kontrolle mehr über meine Beine hatte, die sich wie von allein anhoben.«

Die folgenden Teilnehmer schreiben das Phänomen der körperlichen Lähmung eher dem Überraschungseffekt zu:

»Der Überraschungseffekt lähmt einen für Sekundenbruchteile.«

»War das wirklich eine Lähmung oder der Überraschungseffekt? Ich weiß es nicht.«

Ein anderer Teilnehmer erklärt sich das Phänomen so:

»Wie es scheint, tritt die Lähmung auf, damit der Verstorbene in diesem immer sehr flüchtigen Moment nicht gestört wird.«

Man könnte annehmen, dass das Gefühl, vorübergehend teilweise gelähmt zu sein, ausgesprochen beängstigend sein muss, auch wenn der Kontakt sehr kurz ist; eine Mehrzahl der Teilnehmer und Teilnehmerinnen hat jedoch dabei keine Angst empfunden:

- **62% empfanden keine Angst, 12% waren sich unsicher und 26% hatten Angst.**

»Wenn man so etwas zum ersten Mal erlebt, hat man Angst. Aber später, beim nächsten Mal, ist es nicht mehr beängstigend, denn man weiß, dass sich ein Kontakt ankündigt. Es dröhnt in meinen Ohren, und ich kann mich nicht mehr bewegen. Ich werde ›vorgewarnt‹, dass ein Kontakt bevorsteht.«

»Das Gefühl, geführt worden zu sein, damit keine Angst entsteht.«

»Ich hatte keine Angst, denn ich befand mich in einem Zustand der Liebe und Erleichterung.«

Diejenigen, die Angst erwähnt hatten, fragten wir, ob der Kontakt aufhörte, als sie Angst bekamen.

- **Bei 25% hörte der Kontakt auf, 18% waren sich unsicher und bei 57% hörte der Kontakt nicht auf.**

»Als ich einmal Angst bekam, brach es ab, und als ich dann verstanden hatte, dass er es war, hatte ich nie wieder Angst.«

Man könnte verschiedene Hypothesen über die Gründe für die vorübergehenden Lähmungserscheinungen aufstellen, doch es wäre noch zu früh, sich zu diesem Thema abschließend zu äußern. Eines unserer Teams wird das Phänomen analysieren und die Ergebnisse in einer Fachzeitschrift publizieren.

Informationen über die Verstorbenen

Die folgenden Fragen betreffen das »Profil« der verstorbenen Person, die beim NTK wahrgenommen wurde. Sie werfen eine Reihe von Fragen auf, etwa ob das Profil der Todesursachen, insbesondere der sogenannten gewaltsamen Todesfälle (Unfall, Mord und Selbstmord), sich von dem der Allgemeinbevölkerung unterscheidet, und ob plötzliche und damit unvorhersehbare Todesfälle in unserer Studie überrepräsentiert sind. Diese Fragestellungen gehen über den Rahmen der vorliegenden Studie hinaus, aber wer sich näher informieren will, findet beispielweise auf der Website *Eurostat** viel nützliches Material.

Nehmen die Empfänger mehrheitlich männliche oder weibliche Verstorbene wahr, wollten wir in Erfahrung bringen. Dabei sollten wir berücksichtigen, dass viel mehr Frauen als Männer an unserer Studie teilgenommen haben, genauer gesagt 85% Frauen, verglichen mit nur 14% Männern.

Hier die Antworten auf die Frage: »War der Verstorbene ein Mann, eine Frau oder ein Kind (0-16 Jahre)?«:

- **55% haben einen Mann wahrgenommen, 33% eine Frau, 4% ein Kind und 9% etwas anderes.**

* https://ec.europa.eu/eurostat/statistics-explained/index.php/Causes_of_death_statistics

Die folgende Tabelle zeigt die Ergebnisse für die Daten in den drei Projektsprachen. Es stellte sich heraus, dass bei der spanischen Datenerhebung – die mit 148 Teilnehmern die kleinste ist – keiner der männlichen Teilnehmer einen männlichen Verstorbenen wahrgenommen hat. Dies lässt sich auch durch die überdurchschnittlich hohe weibliche Beteiligung an unserer Umfrage erklären.

Das Geschlecht der verstorbenen Person

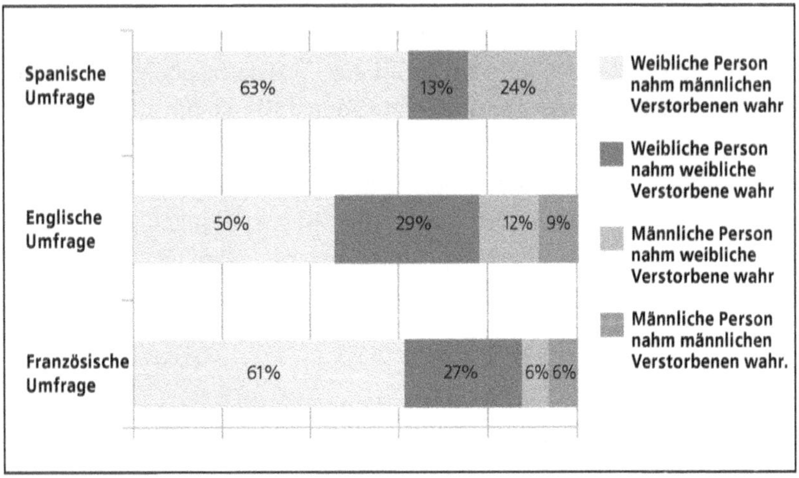

Wir haben die Teilnehmer außerdem gefragt, ob sie die verstorbene Person kannten, die vermutlich den NTK herbeigeführt hat.

- **91% kannten die verstorbene Person, 2% waren sich unsicher und 7% kannten sie nicht.**

In welcher Beziehung standen die Verstorbenen zu den Empfängern? Was verband die beiden Personen vor dem Tod? Wie zu erwarten, sind vorwiegend Familienangehörige und Ehe- oder Lebenspartner an NTK beteiligt.

Die folgende Grafik veranschaulicht die Antworten auf die Frage: »In welcher Beziehung standen Sie zu dem oder der Verstorbenen?«

Angaben zur Beziehung

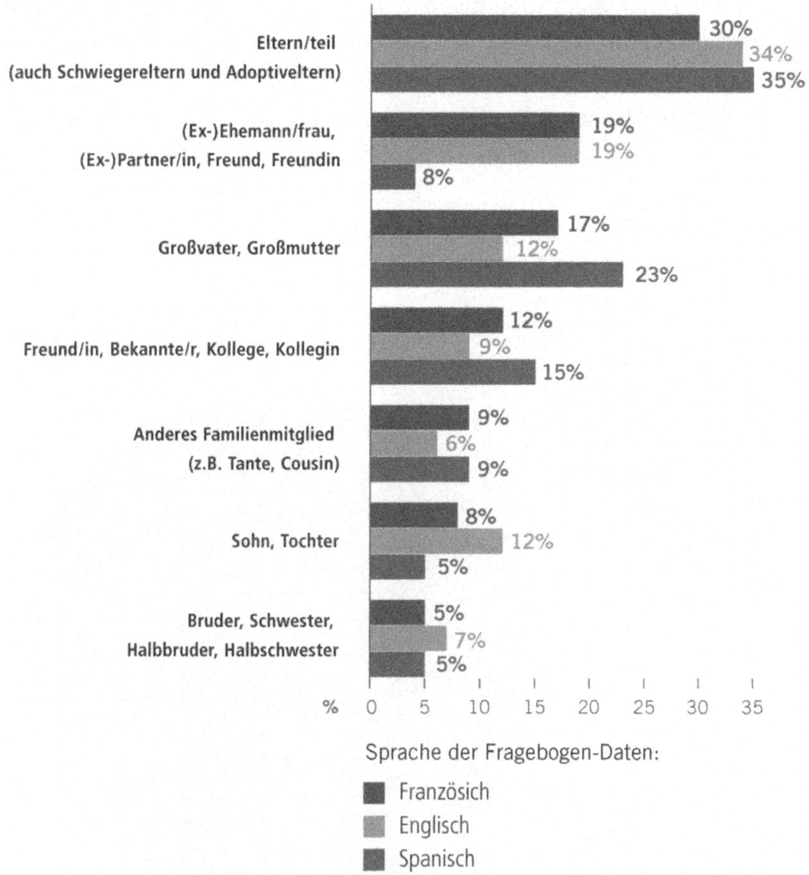

Wir erkundigten uns auch nach dem emotionalen Band zwischen den Empfängern und den Verstorbenen. Die Ergebnisse überraschen nicht. Aus den Antworten unserer Teilnehmer geht klar hervor, dass eine gefühlsmäßige Bindung – eine Beziehung, die auf Liebe gründet – ein wichtiger Faktor für das Zustandekommen eines NTK ist. Ein zum Zeitpunkt des Todes ungelöstes Beziehungsproblem scheint für die Kontaktaufnahme ebenfalls eine wichtige Triebkraft zu sein, da manche Konflikte offenbar gelöst werden konnten und offene Fragen, vor allem wenn sie durch einen Suizid ausgelöst sind, auch nach dem Tod noch beantwortet werden konnten. Wobei wir natürlich auch hier nicht diejenigen Kontaktierten vergessen wollen, die einen ihnen unbekannten Verstorbenen wahrgenommen haben.

Die folgende Grafik verdeutlicht die Antworten auf die Frage: »In welcher emotionalen Beziehung standen sie zu dem Verstorbenen?«

Emotionale Beziehung: Angaben aus den französischen Fragebögen

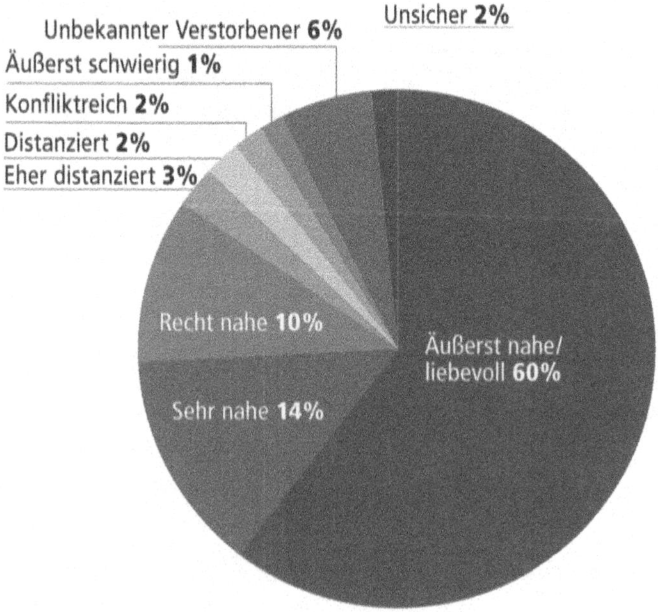

Emotionale Beziehung: Angaben aus den englischen Fragebögen

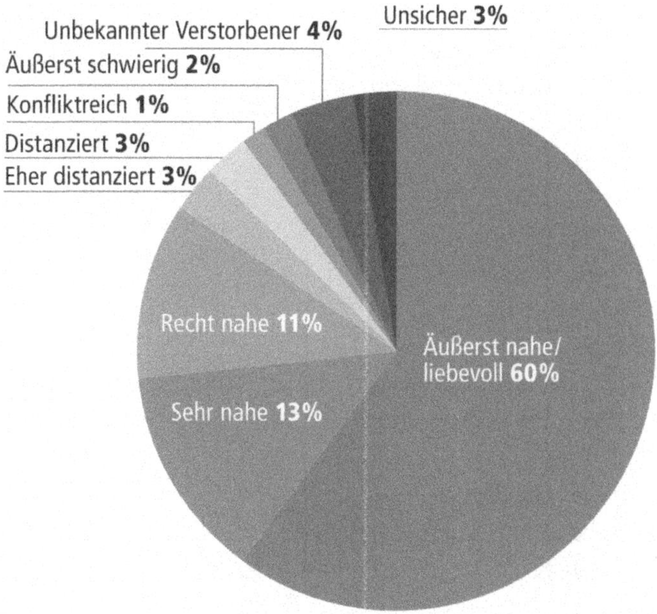

Emotionale Beziehung: Angaben aus den spanischen Fragebögen:

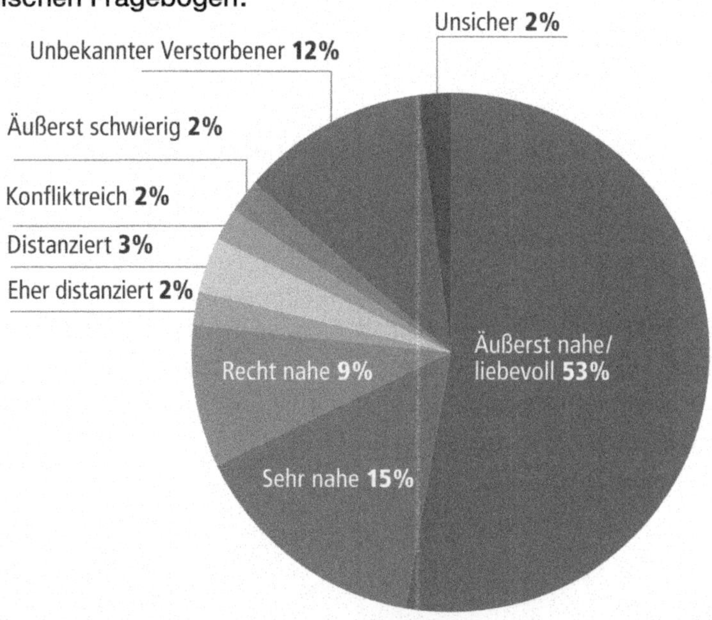

Die folgende Frage betraf die Todesursache:

- Krankheit: 42%
- Herzinfarkt: 14%
- Unfall: 11%
- Alter: 7%
- Suizid: 7%
- Mord: 2%
- Unsicher: 4%
- Andere: 14%

Die Todesumstände waren Gegenstand unserer nächsten Fragen. Wenn die Person krank war, wie ist sie gestorben?

- Unerwartet: 23%
- Nach kurzer Krankheit: 35%
- Nach langer Krankheit: 35%
- Unsicher: 7%

Wo sind die betreffenden Personen gestorben?

- Im Krankenhaus: 45%
- Zu Hause: 28%
- Am Ort des Unfalls / Herzinfarkts etc.: 12%
- Unsicher: 4%
- Andere: 11%

Trauernde, die der Überzeugung sind, dass das Bewusstsein nach dem körperlichen Tod weiter existiert, fragen sich sehr häufig, ob es ihrer Bezugsperson gut geht, ob sie leidet oder im Gegenteil in ihrer neuen Existenzform glücklich ist.

Wir fragten unsere Teilnehmer, in welchem Gefühlszustand oder welcher Stimmung der Verstorbene wahrzunehmen war. Es konnten mehrere Optionen angekreuzt werden.

- Abgeklärt: 28%
- Glückstrahlend: 14%
- Bemüht, mich zu trösten: 25%
- Voller Mitgefühl: 14%
- Traurig: 6%
- Aufgeregt: 3%
- Ängstlich: 2%
- Bedrohlich: 1%
- In einem anderen Geisteszustand: 8%

In manchen oben zitierten Berichten wird ein radikaler, schier unglaublicher Stimmungsumschwung bei den Empfängern konstatiert, die in Anbetracht der traurigen Begleitumstände beim Tod eines geliebten Menschen überrascht sind. Statt durch den Kummer niedergeschmettert oder tief betrübt zu sein, empfanden sie so etwas wie Freude, tiefen Frieden, Liebe und Fülle, und zwar in einer Intensität und Reinheit, die sie noch nie zuvor verspürt hatten. Handelte es sich dabei wirklich um die Gefühle der Empfänger oder hatten die Verstorbenen ein Mittel gefunden, die Kontaktierten *ihre eigenen Gefühle* spüren zu lassen, die ihre neue Existenzform mit sich brachte? War es ihnen gelungen, sie ihren eigenen Gefühlszustand erleben zu lassen? Mehrere bereits zitierte Berichte stehen im Einklang mit dieser Hypothese:

> »Kurz nach dem Tod meines Vaters, im Jahr 2014, überkam mich eine intensive Freude, die dreieinhalb Tage anhielt, und das ist unmittelbar nach einem Todesfall doch sehr seltsam. Es war eine ungewohnte, weil sehr intensive Freude, und eine innere Gelassenheit, die ich von mir so nicht kannte.«

Eine andere Teilnehmerin beschreibt ihr Erlebnis sehr wortgewandt:

> »Wenn ich an meinen geliebten Verstorbenen denke (was ich praktisch den ganzen Tag tue, wie damals, als er noch einen Körper besaß), handelt es sich um mein inneres Empfinden in Verbindung mit meinen Gedanken. Nun ist mein inneres Empfinden ja durch das schmerzhafte Erleben der Abwesenheit geprägt. Wenn mein geliebter Verstorbener anwesend ist, spürte ich ihn zunächst außerhalb von mir, und es ist sein Zustand, den ich wahrnehme; und sein Zustand ist reine Liebe und Freude.«

Die Aussage der nächsten Teilnehmerin geht in dieselbe Richtung:

> »Wenn das geschieht, ist es ganz wunderbar. Ich verspürte keine Trauer mehr, sondern bin ganz in dem Gefühl, das mir von dem geliebten Menschen übertragen wird. Wenn das geschieht, leide ich überhaupt nicht mehr. Ich bin nur noch glücklich!«

Ein geringer Prozentsatz der Teilnehmerinnen (11%) haben den Verstorbenen als traurig, aufgeregt oder ängstlich erlebt. Haben manche Verstorbene womöglich Angst, wenn ihnen die Veränderung ihres Zustands bewusst wird, wie die folgende Teilnehmerin vermutet?

> »An dem Abend, als mein Lebensgefährte starb, war ich in ›Kontakt‹ mit ihm und spürte seine Angst, als er anfing zu begreifen, dass er gestorben war. Ich merkte es durch ›Druckpunkte‹ an meinem Kopf.«

Bei einer Anschlussfrage hatten die Teilnehmer die Möglichkeit, den Gefühlszustand der wahrgenommenen Verstorbenen zu beschreiben. Hier eine kleine Auswahl:

> »Er war einfach nur da, und er beschützte uns.«

»Er war voller Mitgefühl und gleichzeitig voller Wut, er machte mir verständlich, dass ich auf mich aufpassen müsse und nicht so gedankenlos die Straße überqueren dürfe …«

»Er brauchte Hilfe.«

»Er wusste nicht, wo er war.«

»Er war energiegeladen und von einer Art Dringlichkeit beseelt, es war offenbar zwingend notwendig, dass er mir diese Nachricht überbrachte.«

»Er war mit sich im Reinen und traurig wegen seiner Eltern.«

»Er wirkte wie endlich zur Ruhe gekommen und wollte mich das wissen lassen. So habe ich ihn erlebt.«

»Wie eine Bitte um Verzeihung, eine Friedensgeste, ein Ausdruck von Zuneigung, wir hatten eine komplizierte Beziehung.«

Die folgenden Berichte schildern den Gefühlszustand des Verstorbenen in einer dynamischen Entwicklung:

»Im ersten Traum war er sehr verängstigt (verstand nicht, dass er tot war – es war ein brutaler Tod), dann sehr ausgeglichen.«

»Kurz nach dem Tod war mein Liebster sehr aufgeregt und dann traurig. Ich glaube, dass er in diesem Augenblick noch nicht wusste, dass er tot war. Später konnte ich dann nur noch wahrnehmen, dass er glücklich war und voller Liebe und den Wunsch hatte, mir zu helfen.«

Zusätzliche Informationen lieferte uns das Glaubenssystem der Verstorbenen, soweit es den Empfängern bekannt war. Den Antworten kann man entnehmen, dass ein starker Glaube keinesfalls eine Vorbedingung für das Zustandekommen eines NTK ist.

Wir fragten, ob auf den Verstorbenen eine der genannten Bezeichnungen zutraf:

- **Ein tiefgläubiger (religiöser) Mensch: 13%**
- **Ein mäßig gläubiger (religiöser) Mensch: 25%**
- **Spirituell ausgerichtet (jenseits spezifisch religiöser Einrichtungen): 18%**
- **Agnostiker: 7%**
- **Atheist: 14%**
- **Unsicher: 23%**

Glaubte der Verstorbene an ein Leben nach dem Tod? Nur etwa die Hälfte unserer Teilnehmer verfügte über Informationen zu diesem Punkt.

- **29% der Verstorbenen glaubten an ein Leben nach dem Tod, bei 55% ist es ungewiss und 16% glaubten nicht an ein Leben nach dem Tod.**

Die Bedeutung von NTK für das Glaubenssystem

Nachtod-Kontakte legen die Existenz einer Verbindung zwischen Lebenden und Verstorbenen nahe, die den körperlichen Tod überdauert. Wir können annehmen, dass eine so starke Erfahrung Auswirkungen auf das Glaubenssystem der Empfänger und deren Vorstellung vom eigenen Tod hat. Mithilfe der Fragen zu diesem Punkt kann man das Glaubenssystem unserer Teilnehmergruppe erfassen.

Wie sahen sich unsere Teilnehmerinnen und Teilnehmer vor ihrem NTK in Bezug auf ihren Glauben an ein Leben nach dem Tod im Vergleich zum Durchschnitt der Bevölkerung?

Wie sich herausstellte, war der Prozentsatz derjenigen unter ihnen, die vor ihrem eigenen NTK an ein Leben nach dem Tod glaubten, ähnlich hoch wie der Prozentsatz bei mehreren anderen Erhebungen zum Thema; eine Umfrage, die 2014 von ARDA (Association of Religion Data Archives)[*] durchgeführt wurde, ergab, dass 71% der Befragten an ein Leben nach dem Tod glaubten.[**] Bei einer anderen Umfrage, ebenfalls aus dem Jahr 2014, stellte sich heraus, dass 73% der befragten US-Amerikaner an ein Leben nach dem Tod glauben.[***] Mein Kollege Professor Chris Roe gibt deutlich niedrigere Zahlen für eine Umfrage in Großbritannien aus dem Jahr 2003 an, nämlich

---

* ARDA ist eine kostenlose Datenbank mit Online-Informationen über die US-amerikanische und internationale Religionsausübung.

** General Social Survey 2014 Cross-Section and Panel Combined http://www.thearda.com/quickstats/qs_106.asp

*** https://ropercenter.cornell.edu/paradise-polled-americans-and-afterlife

nur 47%.* Eine weitere Studie, die der isländische Professor Erlendur Haraldsson 2006 durchführte, ergab, dass 34% der Isländer ein Leben nach dem Tod für *möglich* hielten, 28% für *wahrscheinlich* und 22% für *sicher.***

Die Zustimmung zu dieser Hypothese wächst mit zunehmendem Alter, und Frauen sind offener dafür als Männer. Man müsste natürlich noch gründlicher nachfragen, doch beim ersten Blick auf die Zahlen scheinen die Ansichten unserer Befragten dem Durchschnitt der Gesamtbevölkerung zu entsprechen. Das heißt, sie sind vor ihrem NTK nicht auffällig geneigt, an ein Leben nach dem Tod zu glauben.

Hier die Antworten unserer Teilnehmerinnen auf die Frage: »Haben Sie vor ihrem NTK an ein Leben nach dem Tod geglaubt?«

- **Vor ihrem NTK glaubten 69% an ein Leben nach dem Tod, 20% waren sich unsicher und 11% glaubten nicht daran.**

Die nächste Frage lautete: Glauben Sie *heute* an ein Leben nach dem Tod?

Es fällt auf, wie stark der Glaube an ein Leben nach dem Tod nach einem NTK zunimmt, denn nur 1% der Befragten glauben nach ihren NTK nicht an ein Leben nach dem Tod.

- **Heute glauben 93% an ein Leben nach dem Tod, 6% sind sich unsicher und 1% glaubt nicht daran.**

Unsere Befragten formulierten ihre Überzeugungen anschließend so:

---

* Roe, C. A., (2020), »Clinical parapsychology: The interface between anomalous experiences and psychological wellbeing«. For J. Leonardi & B. Schmidt (Eds.) »Spirituality and Wellbeing: Interdisciplinary approaches to the study of religious experience and health« (pp. 44-63). Equinox.

** Haraldsson, Erlendur, »Psychic experiences a third of a century apart: Two representative surveys in Iceland with an international comparison«, in: *Journal of the Society for Psychical Research*, 2011, Vol. 75,2, Nr. 903, S. 76-90.

»Ich bin definitiv davon überzeugt, dass der irdische Tod nur eine Sache des Körpers ist und die Seele auch danach existiert.«

»Der Tod ist nur eine Zustandsänderung. Danach geht das Leben weiter, anders, auf einer anderen Ebene.«

»Ich hatte schon immer relativ wenig Berührungsängste, was den Tod betrifft, aber ich war mir nicht absolut sicher, ob ›Geister‹ existieren. Außerdem dachte ich, wenn sie existieren, muss das sehr erschreckend sein. Heute ist das nicht mehr so. Ich bin mir sicher, dass es nach dem Tod noch etwas gibt, und es erschreckt mich nicht mehr.«

»Ich akzeptiere meinen Tod ganz und gar, denn er ist kein Endpunkt. Und was die Verstorbenen betrifft, so weiß ich jetzt, dass sie uns näher sind als zu ihren Lebzeiten.«

»Vorher hatte ich gehofft, dass der Tod kein Schlusspunkt ist … Heute weiß ich das sicher.«

»Ich glaube, dass es da vielleicht etwas gibt. Auf jeden Fall beruhigt es mich, dass ein Wesen, das ich aus tiefsten Herzen geliebt habe und das gestorben ist, mich genug liebt, um hier, bei mir zu sein.«

»Das Leben nach dem Tod ist keine Sache des Glaubens mehr, es ist zu einer Gewissheit geworden.«

»Ich weiß, dass das existiert und ein integraler Bestandteil der Wirklichkeit ist, denn ich habe es mehrfach erlebt.«

»Jetzt glaube ich nicht mehr nur, dass ein Leben nach dem Leben existiert, ich weiß es ganz einfach.«

»Meine Überzeugung wurde wesentlich verstärkt.«

»Ich bin ein spiritueller Mensch geworden und zutiefst davon überzeugt, dass es ein Leben nach dem Tod gibt.«

»Ich habe keinen Zweifel mehr an einem Leben nach dem Tod, und ich zweifle auch nicht mehr am Vorhandensein einer unendlich liebenden und intelligenten Präsenz. Ich zweifle nicht mehr daran, dass es wichtig ist, andere und sich selbst zu lieben.«

Bei den folgenden Fragen konnten die Teilnehmer und Teilnehmerinnen ihre Meinung zur Authentizität ihrer NTK äußern.

Haben Sie *vor* Ihrem NTK geglaubt, dass verstorbene Personen Kontakt zu Lebenden aufnehmen können?

- **Vor ihrem NTK glaubten 63% daran, dass Verstorbene Kontakt zu Lebenden aufnehmen können, 23% waren sich unsicher und 14% glaubten nicht daran.**

Glauben Sie *heute*, dass verstorbene Personen Kontakt zu Lebenden aufnehmen können?

Auch hier zeigte sich wieder ein bemerkenswerter Anstieg, den Glauben an die Authentizität von NTK betreffend, denn nur 1% der Teilnehmerinnen hielt Verstorbene nicht für fähig, Kontakt zu lebenden Menschen aufzunehmen.

- **Heute glauben 95%, dass Verstorbene Kontakt zu lebenden Menschen aufnehmen können, 5% sind sich unsicher und 1% glaubt es nicht.**

»Ich wusste, dass die Verstorbenen Kontakt mit Lebenden aufnehmen können, aber ich konnte mir nicht vorstellen, mit welcher Kraft und Energie sie diesen Wunsch umsetzen. Ich spürte bei meinem verstorbenen Freund einen sehr starken Willen, mich zu sehen und bei mir zu bleiben.«

»Ich bin jetzt überzeugt, dass unsere Verstorbenen immer da sind und mit uns Kontakt aufnehmen können.«

»Ich habe erkannt, dass Kontakte möglich waren.«

Wie zu erwarten, sind NTK relevant für die Vorstellungen, die sich Menschen vom Tod machen.

Können Sie sagen, dass sich Ihre Vorstellung vom Tod infolge Ihres NTK verändert hat?

- **59% stellten bei sich fest, dass sich ihre Vorstellung vom Tod veränderte, 8% waren sich unsicher und 33% haben keine Veränderung festgestellt.**

Ich gebe das Wort an unsere Teilnehmerinnen weiter:

»Als kleines Mädchen fragte ich meine Eltern, was nach dem Tod mit uns passiert, und sie antworteten, wir würden zu Staub. Ich musste schrecklich weinen, weil ich nicht zu ›Staub‹ werden wollte. Nach den Phänomenen, die ich erlebte, WEISS ICH jetzt, dass wir auf andere Weise weiterleben werden …«

»Ich hatte nie Angst vor dem Tod, zumindest nicht vor meinem. Was mir Angst machte, war der Tod der anderen, der Verlust. Weil ich meinen verstorbenen Mann zweimal sehen konnte und es andere, eher symbolische Zeichen gab, gelangte ich zu der Überzeugung, dass unsere Verbindung anhält. Dadurch setzt sich mein Leben mit ihm gewissermaßen fort, und der Tod wird stark relativiert und auf das Körperliche reduziert.«

»Meine Sicht des Todes hat sich radikal verändert: Heute betrachte ich den Tod als Übergang zu einem neuen Zustand, zu einer neuen Seite unserer Existenz, und ich denke fast, dass das Beste erst nach unserem Tod kommen wird.«

»Der Tod machte mir Angst, denn ich wusste nicht, was danach geschehen würde. Jetzt, nach verschiedenen Erfahrungen, bin ich in dieser Hinsicht beruhigt. Ich weiß, dass der Tod nicht wirklich ein Ende ist. Ich weiß, dass wir das Recht haben, traurig zu sein, dass diese Trennung schwierig und extrem hart ist, aber ich weiß auch, dass uns danach etwas erwartet, in einer Welt, in der die Verstorbenen anscheinend glücklich und in Frieden sind.«

Die Angst vor dem Tod gehört zur menschlichen Natur. Sie begleitet unser Leben unterschwellig und bestimmt unseren Alltag viel mehr, als wir zugeben mögen. Nicht daran zu denken, sie aus unserem Gesichtsfeld zu verbannen, verstärkt die Ängste nur noch. Der Gedanke an den Tod ist in unserem Unterbewussten stets präsent, da er all unsere Aktivitäten und Projekte zeitlich begrenzt und letzten Endes unsere Mühen ad absurdum führt. Wenn jedoch unsere Handlungen, unsere Freuden und Leiden in eine Beständigkeit hinein verlängert würden, wenn sich der Sinn unseres Lebens nicht mehr allein im Raum unserer irdischen Existenz messen ließe, dann würde sich die Anschauung unseres täglichen Lebens tiefgreifend verändern, denn unsere Existenz nähme eine fundamental neue Bedeutung an. Wie können wir unsere tief verwurzelte Angst vor dem Tod überwinden und unserem Leben eine viel weitere Perspektive geben? Anscheinend ist die Wirkung spontaner Kontakte mit Verstorbenen so stark, dass die Empfänger tatsächlich (teilweise) von dieser menschlichen Urangst befreit werden. Dies gilt auch für über 60% unserer Teilnehmer.

Wir fragten sie, ob die Angst vor dem Tod bei ihnen infolge Ihres NTK:

- Abgenommen hat: 31%
- Verschwunden ist: 30%
- Gleich geblieben ist: 33%
- Zugenommen hat: 1%
- Unsicher: 5%

Die Teilnehmer haben für uns ihre Angaben erläutert:

»Ich habe keine Angst mehr vor dem Tod. Ich bin überzeugt, dass unsere Verstorbenen da sein werden, um uns in Empfang zu nehmen.«

»Ich hatte Angst vor dem Tod, jetzt nicht mehr. Ich weiß, dass es den Tod nicht gibt.«

»Ich habe weniger Angst vor dem ›Tod‹, ich bin überzeugt, dass uns eine andere Welt erwartet und ich die Menschen wiedersehen werde, die ich liebe, wenn ich an der Reihe bin. Der Tod ist kein Ende, sondern ein Anfang.«

»Die Bestätigung, dass das Leben nach dem irdischen Übergang nicht aufhört, dass es eine Kontinuität gibt. Ich fürchte den Tod nicht mehr, abgesehen von dem Schmerz, den er den Menschen zufügt, denen man etwas bedeutet.«

»Überhaupt keine Angst mehr, weil man hinterher weiterlebt, nur ohne den physischen Körper.«

»Ich habe keine Angst mehr vor dem Tod, weil ich weiß, dass danach etwas kommt. Außerdem fühle ich mich weniger allein, denn ich glaube heute, dass meine verstorbenen Angehörigen nicht so fern sind, wie man meint.«

»Nachdem ich seit meiner Kindheit ohne ersichtlichen Grund immer große Angst vor dem Tod hatte, bin ich heute gelassen, weil ich weiß, dass das ›Leben‹ nicht aufhört und ich die Menschen, die ich liebe, wiedersehen werde, auch nach dem irdischen Leben.«

Religiosität und Spiritualität

Wir haben untersucht, ob das Erlebnis eines NTK die Einstellung der Empfänger zu Religion und Spiritualität verändert hat.

Die religiöse Haltung wird von einem NTK nur leicht beeinflusst. Unsere Teilnehmergruppe war nicht sehr religiös orientiert; lediglich 94 von 1.004 Personen waren vor dem NTK »voll und ganz einverstanden« mit der Aussage, sie seien »ein religiöser Mensch«; nach dem NTK waren es 123 Personen. 396 Personen nahmen vor dem NTK diesbezüglich eine neutrale Position ein; nach dem NTK gab es eine leichte Verschiebung, so dass noch 370 Personen sich als in religiöser Hinsicht neutral bezeichneten.

- **9% betrachteten sich vor dem NTK als religiös, 12% nach dem NTK.**
- **40% nahmen vor dem NTK eine neutral Haltung ein, nach dem NTK waren es 37%.***

Glaubt man der Literatur, so beeinflusst die Tatsache, dass eine Person gläubig, Agnostiker oder Atheist ist, auf keine Weise die Art der Erfahrung oder die Wahrscheinlichkeit, einen NTK zu erleben. Der Glaube an ein Weiterleben des Bewusstseins oder die entschiede-

---

* Andere Antwortmodalitäten sind hier nicht wiedergegeben.

ne Ablehnung dieser Hypothese scheinen ebenfalls keinen Einfluss auf die Wahrscheinlichkeit des Auftretens eines NTK zu haben. Die *Deutung* der Erfahrung dagegen ist mit dem Glaubenssystem und dem spezifische Erleben des Empfängers verknüpft.

Die Spiritualität dagegen wird durch Nachtod-Kontakte deutlich verstärkt. Nur 362 Teilnehmer waren vor ihrem NTK »ganz und gar einverstanden« mit der Selbstbezeichnung ›spirituell‹. Nach dem Kontakt schnellte diese Zahl auf 635 hoch. Das ist eine beachtliche Entwicklung. 202 Personen nahmen vor dem Kontakt eine neutrale Haltung ein, doch nur 82 blieben auch nach dem NTK neutral.

- **36% betrachteten sich vor dem NTK als spirituell, dagegen 64% nach dem NTK.**
- **20% nahmen vor dem NTK eine neutrale Haltung ein, dagegen nur noch 8% nach ihrem NTK.**

Realitätsempfinden bei einem NTK

Unser Forschungsvorhaben war nicht darauf ausgerichtet, die Authentizität von NTK zu überprüfen, sondern auf umfassende Weise ihre Phänomenologie und ihre Auswirkung auf die Empfänger und insbesondere deren Trauerprozess zu analysieren. Dennoch wollten wir die Teilnehmer auch nach ihrem subjektiven Eindruck befragen: Wie echt, wie »real« erschien ihnen ihre Erfahrung?

Hatten sie vor ihrem eigenen NTK schon einmal von einer solchen Erfahrung gehört? Wie sich herausstellte, verfügte eine erstaunlich hohe Zahl über gewisse Vorkenntnisse.

- **58% hatten gewisse Vorkenntnisse, 7% waren sich unsicher und 35% hatten keine Vorkenntnisse.**

Hat ihr Vorwissen ihre eigene Erfahrung beeinflusst? Nur wenige glauben, dass dies der Fall gewesen ist.

- **15% nahmen an, dass ihr Vorwissen die Erfahrung beeinflusst hat, 12% waren sich unsicher und 73% waren nicht dieser Meinung.**

Selbstverständlich bedeutet die Tatsache, dass ein Phänomen bekannt ist, nicht unbedingt, dass die spätere eigene Erfahrung dann mit den Erwartungen übereinstimmt.

Mehrere Teilnehmerinnen äußerten sich genauer zu diesem Thema:

»Meine geistige Offenheit gegenüber spirituellen Phänomenen hat es mir erlaubt, alle Erfahrungen anzunehmen.«

»Vielleicht kann man, wenn man für Spirituelles offen ist, überhaupt mehr Dinge sehen.«

»In der Bibel stand so etwas, also weit weg und vor sehr langer Zeit, und ich hätte es nicht für möglich gehalten, dass so etwas heute passiert.«

»Ich wusste, dass ich Botschaften empfangen kann, und er auch, darum haben sich die Kontakte ganz natürlich ergeben.«

»Kein Einfluss, denn ich hätte nie gedacht, dass mir so etwas passieren könnte.«

»Ich habe sehr auf Zeichen geachtet, die ich mit einer großen, ausgelassenen Freude empfing.«

»Kann man von den Erfahrungen anderer beeinflusst werden, wenn man glaubt, dass es ein Trauermechanismus ist?«

»Ich glaube, dass es die Sache erleichtert hat, denn ich habe mir keine unnützen Fragen gestellt.«

Ich bin zutiefst davon überzeugt, dass es sehr wichtig ist, für eine größtmögliche Verbreitung von aktuellem Wissen über NTK zu sorgen. Das habe ich hier schon mehrfach betont. Solche Information ist in mehrfacher Hinsicht nützlich und notwendig, und vor allem ermöglicht sie es den Empfängern, ihren Kontakt unter den bestmöglichen Bedingungen zu erleben. Das veranschaulicht auch die folgende Aussage:

»Ich hatte keine Angst, weil ich schon viele Berichte darüber gelesen habe.«

Wir haben durch zusätzliche Fragen untersucht, in welchem Maß die Befragten der Hypothese anhingen, dass ihre NTK authentisch waren:

Falls Sie *vor* ihrer eigenen Erfahrung schon etwas über NTK erfahren haben, dachten Sie dann:

- Sie waren ganz sicher authentisch: 41%
- Ich konnte es mir vorstellen, wollte aber Beweise: 41%
- Sie waren wahrscheinlich eher nicht authentisch: 2%
- Sie waren sicher nicht authentisch, sondern eher eine Halluzination / trauerbedingte Illusion: 4%
- Ich habe mir die Frage nicht gestellt: 9%
- Unsicher: 3%

Man kann annehmen, dass die eigene Erfahrung eines NTK die Überzeugung, dass solche Kontakte authentisch sind, verstärkt hat. Das war tatsächlich der Fall, und zwar in hohem Maß, wie die Antworten auf die folgende Frage belegen.

Dachten Sie *kurz nach* Ihrem NTK (einige Stunden/Tage danach), dass Ihr Kontakt:

- Zweifellos authentisch war: 77%
- Möglicherweise tatsächlich echt war: 14%
- Wahrscheinlich eher nicht authentisch war: 1%
- Sicher nicht authentisch war, sondern eher eine Halluzination / trauerbedingte Illusion: 2%
- Ich habe mir die Frage nicht gestellt: 5%
- Unsicher: 1%

Wie die Antworten auf die nächste Frage zeigen, hat sich die Überzeugung, dass der Kontakt authentisch war, *im Nachhinein* beträchtlich erhöht. NTK führen häufig zu einem neuen oder gesteigerten Interesse an spirituellen Fragen, was die Empfänger dazu veranlassen kann, sich Informationen über das Thema zu verschaffen oder sich mit Personen auszutauschen, die ähnliche Erfahrungen gemacht haben. Mit der Zeit tragen diese Informationen dann zu einem besseren Verständnis bei, so dass die Kontaktierten ihrem NTK eine tiefere Bedeutung zuschreiben.

Die Antworten auf unsere nächste Frage zeigen in der Tat eine Entwicklung, da im Laufe der Zeit die Anzahl der Befragten, die ohne Zweifel von der Echtheit ihrer Erfahrung überzeugt waren, auf 90% gestiegen ist.

Glauben Sie *heute*, rückblickend, dass Ihr NTK:

- Zweifellos authentisch war: 90%
- Möglicherweise tatsächlich echt war: 8%
- Wahrscheinlich eher nicht authentisch war: 0%
- Sicher nicht authentisch war, sondern eher eine Halluzination / trauerbedingte Illusion: 0%
- Ich habe mir die Frage nicht gestellt: 0%
- Unsicher: 1%

Erwartungen und Bedürfnisse

Haben NTK ihren Ursprung in einer Erwartungshaltung oder einem Bedürfnis, das sich nach dem Verlust eines geliebten Menschen einstellt? Die erhobenen Daten zeigen deutlich, dass NTK nicht notwendigerweise an Trauer gebunden sind, denn 27% unserer Teilnehmer waren gar nicht mehr in Trauer oder haben ohnehin nie um den Verstorbenen, der ihnen erschien, getrauert.* 23% dachten nur

* Siehe S. 230

manchmal, *selten*, *sehr selten* oder *nie* an den wahrgenommenen Verstorbenen oder kannten ihn nicht einmal.*

NTK erfüllen durch ihre therapeutische Wirkung durchaus die Bedürfnisse von trauernden Menschen, doch das heißt nicht, dass sie durch sie hervorgerufen werden. Die Antworten auf die nächste Fragenserie untermauern diese Hypothese.

Um das Ausmaß ihrer Trauer bestimmen zu können, fragten wir unsere Teilnehmer, wie oft sie an die verstorbene Person seit deren Tod gedacht haben:

- Fast ununterbrochen: 23%
- Mehrmals am Tag: 22%
- Häufig: 31%
- Manchmal: 13%
- Selten: 3%
- Sehr selten: 2%
- Nie: 2%
- Unsicher: 0%
- Ich kannte den Verstorbenen nicht: 3%

Wir wollten wissen, ob die Teilnehmer in den Minuten vor ihrem NTK an die verstorbene Person gedacht hatten. Unsere Daten ergaben, dass ein Kontakt nicht zwangsläufig dann stattfindet, wenn der oder die Trauernde in einem Moment tiefer Verzweiflung an den Verstorbenen denkt, sondern im Gegenteil gerade dann, wenn sie gedanklich mit alltäglichen Verrichtungen beschäftigt sind.

- **55% dachten nicht an den Verstorbenen, 15% waren sich unsicher und 30% dachten an den Verstorbenen.**

* Siehe unten

Wie fühlten sich unsere Teilnehmer im Verlauf der Tage und Wochen vor ihrem NTK im Hinblick auf ihren Trauerprozess? Die Ergebnisse zeigen, dass über ein Viertel der Kontaktierten nicht bedrückt war und nicht mehr trauerte oder noch nie um den wahrgenommenen Verstorbenen getrauert hatte. Folglich kann, wie oben schon erwähnt, die Trauer sicher nicht in allen Fällen der Auslöser für einen NTK sein.

- **Außerordentlich bedrückt und in tiefer Trauer: 36%**
- **Mäßig bedrückt und in mäßiger Trauer: 14%**
- **Ein bisschen traurig, aber schon teilweise über die Trauer hinweg: 17%**
- **Nicht bedrückt und auch nicht mehr in Trauer: 13%**
- **Ich habe nie (um den wahrgenommenen Verstorbenen) getrauert: 14%**
- **Unsicher: 6%**

Wir fragten unsere Teilnehmerinnen und Teilnehmer, was sie *während* ihres NTK empfanden. Ihre Antworten sind natürlich ebenso individuell wie die Menschen selbst, auch wenn die Essenz der Empfindungen relativ homogen ist. Bei der Auswahl der hier abgedruckten Antworten habe ich mich bemüht, ein möglichst breites und repräsentatives Spektrum abzubilden:

»Ein Gefühl von bedingungsloser Liebe.«

»Etwas wie Fülle, einen Anflug von Erstaunen, aber mehr nicht. Überhaupt keine Angst.«

»Ein riesiges Staunen, eine unglaubliche Freude.«

»Unglücklich, weil ich spüre, dass er traurig ist, aber auch glücklich, ihn zu sehen.«

»Eine große Freude, meine Mama von mir zu sehen.«

»Eine große Verzweiflung, sehr beklommen.«

»Verwunderung, oder eher ein Schock … Ich bekam weiche Knie und musste mich hinsetzen.«

»Freude und Erstaunen, Fragen, Demut vor dem Mysterium.«

»Ein überwältigendes Mitgefühl für sein immenses Leid.«

»Liebe, Freude, Wiedersehen mit meiner Mutter, Kraft, Energie, das Gefühl, einen außergewöhnlichen Moment zu erleben. Ein Traum wird wahr, der alle meine Hoffnungen übersteigt. Wärmegefühle in Körper und Geist. Ich fühle mich umhüllt, der Beweis ist erbracht, dass ich niemals verlassen und allein sein werde …«

»Am Anfang hatte ich Angst. Dann war ich glücklich, meinen Vater zu sehen und mit ihm sprechen zu können.«

»Überrascht, weil ich eine freudige Energie spürte, die ich an ihm zu Lebzeiten nicht kannte.«

»Eine Frage: Wie ist so etwas möglich?«

»Die Angst, verrückt zu werden.«

»Eine unglaubliche Freude, ich wusste, dass er es war. Keinerlei Zweifel.«

»Ich war erst überrascht und mir dann sofort sicher, dass es mein Sohn war, der da neben mir auf dem Bett saß.«

»Eine außerordentliche Zärtlichkeit, eine wunderbare Erfahrung.«

»Ich fühlte folgendes: »Wow ... wie kann das passieren? Er ist am Leben und er ist hier!«

»Eine Woge von Liebe und Vergebung. Ein Zustand der Vollkommenheit.«

»Eine große Sanftheit, dann ein unanfechtbarer, unvergleichlicher Trost, eine Gewissheit, dass er es war. Glückseligkeit.«

»Anfangs Verwunderung. Herzklopfen. Ich bin aus dem Zimmer gelaufen und habe tief geatmet, um mich zu beruhigen, und dann bin ich zurück in dieses Zimmer und habe mit ihm geredet.«

»Ein Gefühl großer Freude, weil ich meinen Sohn wiedergesehen habe, bei ihm war, eine unendliche seelische Wohltat.«

»Ich war sehr erstaunt, dass ich ihn sehen, berühren und mit ihm sprechen konnte, wo ich doch wusste, dass er tot war.«

»Ich konnte es nicht fassen, dass ich meine Eltern vor mir sah; ich sah sie ganz deutlich und war auch unglaublich glücklich darüber. Sie strahlten so viel Liebe und Güte aus und wirkten, als ob es ihnen sehr gut ginge, alle beide!«

»Ich war verzweifelt, weil ich Angst hatte, dass er nicht bleiben würde.«

»Erstaunen und dann ein Gefühl unendlicher Dankbarkeit.«

»Im ersten Augenblick Überraschung, sehr aufgewühlt, dass so etwas geschehen konnte und ich so viel Liebe empfing.«

Die Hypothese des selbstgenerierten Phänomens

Die Frage nach dem ontologischen Status der NTK stellt sich unweigerlich. Doch wie schon mehrmals erwähnt, bestand das Ziel unseres Forschungsvorhabens nicht darin, die *Authentizität* von NTK zu überprüfen, sondern die *Erfahrungen* der Empfänger zu untersuchen. Bei der Untersuchung der Phänomenologie der subjektiven Erfahrungen des Kontakts mit einer verstorbenen Person und ihrer Auswirkungen auf die Empfänger interessieren wir uns ausschließlich für das *Erleben* der Menschen. Die Fragenreihen, die wir oben aufgelistet haben, erlaubten uns dennoch, den *subjektiven Eindruck von Realität* zu analysieren, den die Empfänger bei ihren NTK hatten. Wir haben jedoch im Rahmen unserer Studie diesen Punkt nicht vertieft und auch nicht weiter überprüft, ob derartige Phänomene als Hinweis auf das Weiterleben des Bewusstseins nach dem physischen Tod zu betrachten sind.

Als wir unseren Datensatz untersuchten, konnten wir allerdings gewisse Rückschlüsse ziehen, die ich hier kurz vorstellen möchte, gewissermaßen am Rande des eigentlichen Themas.

Falls Nachtod-Kontakte nicht authentisch sind, müsste man sie als mentale Konstruktionen betrachten oder, anders ausgedrückt, als intrapsychische Erfahrungen. Welche Hypothesen werden gewöhnlich von den Skeptikern aufgestellt? Sie behaupten, dass NTK Illusionen oder Halluzinationen sind, selbstgeneriert von Personen, die durch den Verlust eines geliebten Menschen tief betroffen sind. Demnach wären solche Erlebnisse unbewusste, durch die Trauer und den Schmerz ausgelöste Kompensationen. Unsere Untersuchung zeigt jedoch, dass 13% der Befragten bei ihrem NTK nicht bedrückt waren und nicht mehr trauerten und 14% von ihnen niemals um den wahrgenommenen Verstorbenen getrauert hatten.* Die Anzahl der Empfänger, die einen ihnen unbekannten Verstorbenen wahrnahmen, variiert je nach Fragestellung. Die Grafik, die auf der Grundlage der spanischen Fragebögen die emotionale Beziehung zwischen Empfängern und Verstorbenen darstellt, kommt mit 12% für unbekannte wahrgenommene Verstorbene auf den höchsten Prozentsatz.**

Folglich kann die Trauer in allen diesen genannten Fällen nicht das auslösende Element für einen NTK sein.

Das lässt sich auch an bestimmten Arten von NTK belegen:

- Bei einem **NTK zum Zeitpunkt des Todes** wird der Empfänger vom Tod eines Familienmitglieds oder Freundes durch den Verstorbenen selbst informiert. Solche Erlebnisse liegen zeitlich vor der Mitteilung, dass der Betreffende verstorben ist (durch die Klinik, die Familie o.Ä.). Der Empfänger ist demnach (noch) nicht in Trauer.
- Bei einem **NTK für eine dritte Person** erhält der Empfänger eine Botschaft für einen Menschen, der um jemanden trauert. Der Empfänger selbst ist nicht in Trauer.
- **NTK als Schutz und Warnung** treten in Krisensituationen oder bei unmittelbar drohender Gefahr auf und bewirken, dass ein Unglück, wie zum Beispiel ein Unfall, ein Brand, ein Überfall, Tod durch Ertrinken oder ähnliches abgewendet wird. Das Besondere an solchen Kontakten ist, dass sie Jahre, manchmal Jahrzehnte nach dem Todesfall auftreten, wenn der Empfänger nicht mehr trauert oder nie getrauert hat (z.B. wenn der Kontaktierte ein kleines Kind war, als sein Großvater, den er später beim NTK wahrnahm, gestorben ist.)
- Bei einem **NTK mit einer unbekannten Person** liegt es auf der Hand, dass der Empfänger nicht um diese Person trauert.

---

* Siehe S. 230

** Siehe S. 209

Wir werden der Frage nach dem ontologischen Status der gesammelten Aussagen in derzeit laufenden und künftigen Untersuchungen weiter nachgehen. Aufgrund ihres Beweischarakters sind unbekannte Informationen, die bei einem NTK übermittelt werden, ein guter Einstieg in die Materie. Eines unserer Teams befasst sich aktuell mit dem Thema. Die Ergebnisse werden zu gegebener Zeit als Beitrag in einer wissenschaftlichen Fachzeitschrift veröffentlicht und auf meiner Website aufgeführt werden.

Zur Bedeutung der NTK für den Trauerprozess

Die auf den vorhergehenden Seiten vorgestellten Berichte illustrieren eines sehr gut: NTK beglücken und trösten trauernde Menschen. Wie diese selbst bezeugen, vermitteln NTK Trost, Freude, Unterstützung und Kraft bei der Aufgabe, den Lebensweg ohne den geliebten Menschen weiterzugehen. Abgesehen von der kurzen, aber eindrücklichen Wahrnehmung des Verstorbenen, die an sich schon ein bemerkenswertes Ereignis ist, sind die übermittelten **Informationen** und die von den Kontaktierten wahrgenommenen und erlebten **Gefühle** ein wesentliches, wenn nicht *das* wesentliche Element dieser Erfahrungen.

Dennoch sollte man eindringlich darauf hinweisen, dass NTK die Trauer nicht (immer/vollständig) beseitigen. Auch wenn der NTK eine eindrückliche Botschaft der Hoffnung enthält, bleibt natürlich der Kummer über die körperliche Abwesenheit des geliebten Menschen bestehen – manchmal ein Leben lang.

Auch das *Fehlen* eines NTK kann Schmerz verursachen, wenn sich nämlich Menschen von ganzem Herzen ein letztes Zeichen des Verstorbenen ersehnen, das es (noch) nicht gab. Allerdings möchte ich betonen, dass das Fehlen eines NTK keinesfalls als Vernachlässigung seitens des Verstorbenen oder als Maßstab für die Qualität oder Intensität der Liebe, die zwei Personen vereinte, verstanden werden sollte. Keine der bisherigen Studien lässt eine Schlussfolgerung zu, warum manche Personen einen NTK erleben und andere nicht.

Nachtod-Kontakte ersparen einem Menschen die Trauerarbeit nicht, denn sie ist unumgänglich und muss ohnedies geleistet werden. Trauernde müssen die endgültige körperliche Abwesenheit geliebter Menschen akzeptieren und ohne sie leben lernen.

Sind die Verstorbenen, die uns nahestehen, immer an unserer Seite? Wir wissen es nicht. Wir wissen nur, dass sie sich nicht jeden Tag manifestieren, sondern nur in seltenen, privilegierten Momenten – in Momenten, die wir als Gnade empfinden.

Welche Bedeutung haben NTK für die Empfänger? Welchen Stellenwert unter den prägenden Lebenserfahrungen messen die Kontaktierten ihnen bei? Die Daten zeigen, dass Nachtod-Kontakte auf jeden Fall als sehr bedeutsam eingestuft werden. Über ein Viertel unserer Befragten gibt an, der NTK habe ›ihr Leben verändert‹, und für fast die Hälfte der Befragten ist er ›wichtig‹.

So äußerten sich die Kontaktierten zu der Frage: Würden Sie sagen, der NTK:

- Hat Ihr Leben verändert: 36%
- Ist wichtig: 49%
- Ist mäßig wichtig: 9%
- Ist nicht sehr wichtig: 2%
- Ist überhaupt nicht wichtig: 2%
- Unsicher: 2%

Nach einem NTK haben die Kontaktierten den Eindruck, dass sie weiterhin geliebt werden, dass der Verstorbene aus einer anderen Dimension heraus über sie wacht, dass die Liebe über den Tod hinaus weiterbesteht. Diese Gedanken spenden Trost und sind förderlich für den Trauerprozess.

Eine Reihe von Fragen und Antworten gab uns die Möglichkeit, die Wirkung von NTK auf den Trauerprozess besser zu verstehen.

Wir wollten von den Teilnehmern wissen, ob ihr NTK ihnen zu Trost und emotionaler Heilung verholfen hat. Das traf bei einer großen Mehrheit von ihnen tatsächlich zu.

- **Eine emotionale Heilung war spürbar: 73%**
- **Es ließ sich keine emotionale Heilung feststellen: 10%**
- **Unsicher: 8%**
- **Ich habe nicht um die verstorbene Person getrauert: 8%**

Lassen wir einige der Kontaktierten ihre Eindrücke mit eigenen Worten schildern:

»Das Erlebnis hat mich beruhigt, es war wie eine Heilung all dessen, was im Leben nicht ausgedrückt wurde. Und dazu diese Gewissheit, dass ich niemals allein bin, selbst wenn es mir manchmal so scheint.«

»Ich bin nicht mehr traurig, dass dieser Mensch gegangen ist, denn er hat mich seinen Zustand ›davor‹ fühlen lassen. Ich habe seine Gründe verstanden, und er hat mich auch seinen Frieden ›danach‹ fühlen lassen.«

»Paradoxerweise hatte ich vor dem NTK den Wunsch, ihm sofort zu folgen. Dank seiner Botschaften weiß ich, dass er da ist und ich ihn später wiedersehen werde.«

»Es geht über eine Heilung hinaus, ist mehr als das, nämlich eine Versöhnung mit meinem Vater.«

»Wenn man weiß, dass es wirklich ein Leben nach dem Tod gibt, kann man den Tod besser akzeptieren und die Trauer leichter bewältigen.«

»Natürlich gibt das Phänomen emotionalen Trost. Auf der rationalen und materialistischen Ebene hat es eine eigene Kraft, die immer gegen Zweifel und Skepsis ankämpft, und das bleibt ein Rätsel, das die Vernunft notgedrungen akzeptieren muss.«

»Ich habe es als eine Quelle der Hoffnung erlebt und darüber hinaus als eine Aufforderung, das Geheimnis und die Existenz des Transzendenten zu akzeptieren.«

»Durch dieses Erlebnis konnte ich den Tod meiner Mutter akzeptieren, ich empfand sie als weniger ›fern‹ und sah ihren Tod nicht mehr so sehr als eine endgültige Trennung ... Weil sie noch irgendwo anders existiert. Ich habe den Eindruck, dass ich sie auf der anderen Seite ›wiedersehen‹ werde, genau wie meine Großmutter, die ich auch sehr geliebt habe.«

»Der NTK lässt mich vermuten, dass man nicht stirbt, oder jedenfalls nicht vollständig. Ganz offensichtlich gibt es einen Durchgang zwischen der materiellen und der immateriellen Welt.«

»Ein Trost, und wie eine Art Bestätigung; die Authentizität dessen, was ich schon immer gefühlt habe, ist nun offensichtlich geworden.«

Man könnte annehmen, dass die sehr kurze Wahrnehmung des geliebten Menschen den Trauernden dessen körperliche Abwesenheit nur um so schmerzlicher zu Bewusstsein bringt. Wenn der Kontakt beendet ist, müsste ein vernichtendes Gefühl von Einsamkeit einsetzen. Doch das ist bei den allermeisten Befragten nicht der Fall.

- **80% empfanden nach ihrem NTK die körperliche Abwesenheit des Verstorbenen nicht als schmerzlicher, 8% waren sich unsicher und für 12% war sie schmerzlicher.**

Auf den ersten Blick mag dieses Ergebnis verwundern. Ich würde vermuten, dass der Grund dafür in dem Eindruck der Kontinuität der inneren Bindung liegen könnte, die über die kurze Wahrnehmung des Verstorbenen hinaus andauert. Offenbar braucht die Überzeugung von der Existenz und Kontinuität dieser Bindung nicht mehr auf eine kurze Wahrnehmung des Verstorbenen, wie sie während dem NTK stattfand, angewiesen zu sein, um Bestand zu haben.

Wie wir gesehen haben, sprechen NTK für das Bestehen einer starken, dauerhaften inneren Bindung zwischen den Lebenden und den Toten. Wie passt dieses Konzept in die therapeutische Trauerbegleitung? Früher wurden Patienten von Trauerberatern ermutigt, sich aus ihrer Beziehung mit dem Verstorbenen zurückzuziehen, um Platz für neue Beziehungsobjekte zu schaffen. Dieses Modell des Bruchs, von Freudianern unterstützt, riet, den Verlust zu akzeptieren, wogegen moderne Methoden zur Aufrechterhaltung bleibender Bindungen ermutigt. Ich möchte dazu einige Sätze aus dem bereits erwähnten Artikel von Professor Renaud Evrard und seinen Kollegen zitieren: »Das Subjekt wird de facto nicht mehr der Objektbeziehung mit dem Verstorbenen beraubt, sondern ihm wird gestattet, diese Beziehung *nicht* zu beenden: Sie muss sich nach dem Tod weiterentwickeln. Der andere erhält im günstigsten Falle die Position eines allgegenwärtigen und allmächtigen Liebesobjekts, das über das Glück der Lebenden wacht. Diese Darstellung vom Weiterleben bietet eine vorteilhafte Kompensation für die Widerstände gegen eine Beziehungskontinuität in einer Kultur, die den Tod zu einer radikalen Nicht-Kontinuität erklärt.« Die modernen Methoden empfehlen demnach den Hinterbliebenen nicht mehr, den Trauerprozess zu durchlaufen und dann »nach vorne zu blicken«, sondern laden sie im Gegenteil dazu ein, diese innere Bindung zu hegen und wertzuschätzen. NTK fügen sich hervorragend in diese moderne Sicht der Trauer ein.

Ein wesentliches (und besonders schwer erreichbares) Element für den Trauerprozess ist die Einsicht, dass die körperliche Abwesenheit des geliebten Menschen unwiderruflich ist. NTK erleichtern die Akzeptanz dieses Verlusts. In dieser Hinsicht sind solche Kontakte ihrem Wesen nach therapeutisch, weil sie den Bedürfnisse der Trauernden gerecht werden.

- **Für 61% hat der NTK die Akzeptanz des Verlusts erleichtert, 13% waren sich unsicher und für 26% hat der NTK den Verlust nicht erleichtert.**

Wir haben den Teilnehmern die Frage gestellt, ob ihr NTK für den Trauerprozess von Bedeutung war.

- **Für 68% ist der NTK für den Trauerprozess von Bedeutung, 11% sind sich unsicher und für 20% ist er nicht von Bedeutung.**

Die Teilnehmerinnen erklärten uns ihre Reaktionen so:

»Er stellt das Konzept, man müsse ›Trauerarbeit leisten‹, infrage … Es gibt keine Trauer zu leisten, allenfalls Trauer über die körperliche Abwesenheit. Doch dass die Menschen, die uns nahestehen, bei uns sind, ist aus meiner Sicht absolut gewiss.«

»Die innere Ruhe, die ich fühlte, hat mir allen Schmerz über die Abwesenheit des Verstorbenen genommen.«

»Ja, weil ich weiß, dass er glücklich ist und immer noch lebt. Ich wende mich an ihn, wenn ich in meinem Leben Probleme habe.«

»Die Trauer war so überwältigend, dass der NTK mich gerettet hat, denn selbst der Gedanke an unsere Kinder hat mich nicht daran gehindert zu überlegen, auf welche Weise ich zu ihm gelangen könnte. Der NTK war eine Art Elektroschock, der mich dazu gebracht hat, den Kopf zu heben und zu akzeptieren, dass ich mein irdisches Leben ohne ihn weiterführen muss.«

»Ich empfange die Energie weiterzumachen und öffne mich für ein Universum, das ich bis dahin ignoriert habe.«

»Ohne den NTK hätte ich lange in der Trauer verharrt.«

»Beim Tod eines Ehepartners hat man den Eindruck, dass man alles verliert: den Weggefährten, das Gleichgewicht, einen Teil von sich selbst, Schutz, unsere gemeinsamen Pläne, manchmal unser gemeinsames Hab und Gut ... Alles bricht zusammen, man stürzt in einen bodenlosen Abgrund. Wenn es zu einem solchen Kontakt kommt, hat man das Gefühl, etwas wiedergefunden zu haben, einen Rettungsring entdeckt zu haben, an den man sich anklammern kann, dass nicht alles verloren ist, und die Hoffnung, die daraus erwächst, lässt uns einen Schritt vorangehen.«

Was ist mit der Traurigkeit, die durch den Tod eines geliebten Menschen verursacht wird? Nachtod-Kontakte bieten eine beruhigende subjektive Gewissheit über das Schicksal unserer geliebten Menschen, die verstorben sind. Den Empfängern zufolge haben sie einen Weg gefunden, sich ihnen zu offenbaren und sie wissen zu lassen, dass sie am Leben und wohlauf sind. Traurigkeit ist etwas anderes, sie ist unvermeidlich, weil sie durch den Verlust der physischen Anwesenheit des geliebten Menschen verursacht wird.

Was ist die Meinung unserer Befragten zu diesem Thema? Wir haben sie gefragt.

Hat der NTK die durch den Verlust der Person ausgelöste Traurigkeit beeinflusst oder ist die Traurigkeit gleich geblieben?

- Traurigkeit ist reduziert: 44%
- Traurigkeit ist beseitigt: 10%
- Traurigkeit bleibt gleich: 31%
- Traurigkeit ist erhöht: 2%
- Unsicher: 5%
- Anderes: 8%

Diese Antworten sind nicht eindeutig. Für etwas mehr als die Hälfte unserer Befragten wurde die Traurigkeit durch den NTK verringert oder sogar beseitigt, aber für 31% blieb sie gleich und für 2% nahm sie sogar zu.

Offensichtlich sind diese Erfahrungen nicht verwunderlich. Traurigkeit wird nicht durch einen magischen Schalter ausgelöscht. Es ist etwas anderes im Spiel.

Ich würde die Hypothese aufstellen, dass die spontanen Nachtod-Kontakte ein Bewusstsein auslösen, das es den Empfängern ermöglicht, die *wahre Natur des Todes* zu verstehen. Sie initiieren eine neue Sichtweise auf den Verlust des geliebten Menschen und erlauben den Hinterbliebenen, die physische Abwesenheit in einem neuen Licht zu sehen. Diese Kontakte eröffnen die Aussicht auf ein Leben nach dem Tod und die Möglichkeit eines zukünftigen Wiedersehens. Es ist offensichtlich, dass sich diese Erfahrungen, so gesehen, auf die Traurigkeit der Hinterbliebenen auswirken können. Warum haben diese Kontakte nicht alle unsere Befragten von der Traurigkeit befreit? Wir wissen es nicht, aber wir wissen, dass Trauer ein äußerst komplexer, vielschichtiger Prozess ist, der von vielen Faktoren bestimmt wird und bei jedem Menschen anders verläuft.

Ich komme noch einmal auf die Notwendigkeit zurück, die unwiderrufliche, endgültige körperliche Abwesenheit des geliebten Menschen zu akzeptieren. Ist das einmal verstanden und akzeptiert, kann eine neue innere Verbindung zu ihm oder ihr entstehen – eine neue Beziehung, die fortdauert und durch nichts jemals zerstört werden kann. NTK eröffnen einen Ausblick auf diese fortdauernde Bindung, die sich bei diesen einprägsamen Kontakterfahrungen unerwartet, punktuell und sehr kurz manifestiert.

Was denken unsere Teilnehmerinnen darüber? Wir haben sie gefragt, wie sie ihre Beziehung zu dem Verstorbenen beschreiben würden.

- Meine Beziehung war mit seinem/ihrem Tod zu Ende: 4%
- Ich glaubte, dass die Beziehung mit dem Tod beendet wäre, aber mein NTK hat mir gezeigt, dass die Verbindung weiter existiert: 34%
- Ich glaubte, dass sich meine Verbindung mit der/dem Verstorbenen nach dem Tod fortsetzen würde, und der NTK hat die Verbindung gefestigt: 49%
- Unsicher: 6%
- Andere: 7%

Wie sieht die neue Beziehung zu der verstorbenen Person aus? Hier einige Aussagen dazu:

»Ich habe immer gewusst, dass wir weiter verbunden sein würden, aber man muss trotzdem die Veränderung akzeptieren.«

»Meine Beziehung war und ist intakt, vorher wie nachher, ich muss nur mit seiner körperlichen Abwesenheit zurechtkommen.«

»Meine Beziehung existiert heute in anderer Form zwischen der sichtbaren und der unsichtbaren Welt, aber sie ist weder aufdringlich noch allgegenwärtig. Sie wird einfach ausgedrückt, wenn sie erforderlich ist.«

»Ich zweifle weniger daran, dass die innere Beziehung weitergeht. Ich denke, dass sie keine Einbahnstraße ist, von mir zu ihm, sondern dass er mich hört und mir zuhört und mir Zeichen schickt, um mir zu sagen: ›Ich bin da.‹«

Die Trauer ist eine Zeit großer Belastung und großer Empfindlichkeit. Der Tod eines geliebten Menschen wirbelt unser Leben durcheinander und stürzt uns in scheinbar endloses Leid. Ein NTK wirkt in dieser bedrückenden Lebensphase äußerst wohltuend, wenn nicht gar therapeutisch, sofern es der oder dem Trauernden gelingt, klar zwischen dem definitiven körperlichen Abschied des geliebten Menschen – der sie zu einer Neuorganisation ihres Lebens zwingt – und der neuen inneren Beziehung zu unterscheiden, die es zu gestalten gilt und in die sich ein NTK perfekt einfügt. Wenn dagegen ein NTK die Illusion erzeugt, dass der Verstorbene immer noch da sei und sich letztlich nichts im Leben verändert habe, wenn Trauernde ungeduldig auf den nächsten Kontakt warten, so ist das problematisch, denn durch die Leugnung der definitiven körperlichen Abwesenheit des Verstorbenen kann der Trauerprozess blockiert werden.

Wie sind unsere Teilnehmer mit diesem heiklen Aspekt ihrer NTK umgegangen? Wir haben sie dazu befragt.

Wünschen Sie sich inständig einen neuen Kontakt mit dem/der Verstorbenen oder waren der Kontakt beziehungsweise die Kontakte, die zustande kamen, für Sie ausreichend?

- **Ich wünsche mir inständig einen neuen Kontakt: 47%**
- **Der Kontakt / die Kontakte waren für mich ausreichend: 33%**
- **Unsicher: 8%**
- **Andere: 12%**

Hier die Gefühlslage einiger Teilnehmer, von ihnen selbst beschrieben:

»Ich versuche, mich geistig darauf einzustellen, dass es keine Kontakte mehr geben wird, und gebe mir Mühe, keine zu verlangen. Was ich bekommen habe, war jenseits (im wahrsten Sinne des Wortes) all meiner Erwartungen. Wenn es aufhört, werde ich mich zwingen, das zu akzeptieren. Aber wenn ich ganz ehrlich bin, kann ich Ihnen nicht antworten, dass ich keine mehr will, das wäre nicht aufrichtig. Die Verbindung war sehr, sehr stark, als mein Liebster einen Körper hatte. Sie ist immer noch stark. Und ich kann wohl ehrlich sagen, dass sie auch heute immer noch auf beiden Seiten stark ist.«

»Ich brauche es nicht mehr, aber es hat mir sehr viel bedeutet!«

»Ich bin absolut davon überzeugt, dass es weitere Kontakte geben wird. Aber ich erwarte nichts. Alles ist gut, so, wie es ist.«

»Natürlich wäre ich glücklich, wenn es noch einen Kontakt gäbe, aber er hat mir seit seinem Tod schon so viele Geschenke gemacht, und ich bin ihm so dankbar ...«

»Einerseits ja, ich wünsche mir noch mehr Kontakte, und andererseits wünsche ich auch, dass meine Mama ihre Reise nach dem Tod unbeschwert fortsetzen kann.«

»Ich hätte sehr gern noch einen Kontakt, aber diejenigen, die ich erlebt habe, sind mir kostbar und genügen mir.«

»Ich habe keine Erwartungen ... Ich nehme mit Freuden, was immer sich manifestiert. Ich will ihn nicht zurückhalten ...«

Wir wollten wissen, ob die Teilnehmerinnen und Teilnehmer vor ihrem NTK ein Medium aufgesucht hatten, um mit einem Verstorbenen in Kontakt zu treten. Bei den meisten war dies nicht der Fall.

- **20% konsultierten vor ihrem NTK ein Medium, 1% sind unsicher und 79% suchten kein Medium auf.**

Nach ihrem NTK kam es jedoch zu einer Veränderung, denn **352** Personen verspürten nun den Wunsch, durch Vermittlung eines Mediums noch einmal einen Kontakt mit dem Verstorbenen herzustellen.

- **36% konsultierten nach ihrem NTK ein Medium, 1% sind sich unsicher und 63% konsultierten kein Medium.**

Auch wenn man das Glück hat, ein gutes Medium zu kennen, muss man wissen, wie man solche besonderen Begegnungen sinnvoll gestaltet und vor allem nicht übertreibt. Der wiederholte oder gar übermäßig häufige Besuch bei einem Medium kann zur Sucht werden und die Trauernden in der Illusion wiegen, in ihrem Leben sei alles beim Alten geblieben und sie müssten die Trauerarbeit nicht leisten. Der Realität ins Auge zu blicken, ist immer der erste, entscheidende Schritt dieses Prozesses.

Wie haben unsere Teilnehmer ihre Zusammenarbeit mit einem Medium gestaltet? Aus ihren Berichten geht hervor, dass ihre NTK in keinem Fall zu übertrieben häufigen Besuchen bei einem Medium geführt haben. Die Mehrheit hat nur ein bis drei Mal ein Medium konsultiert:

»Er ist seit zehn Monaten tot, und ich war dreimal dort.«

»Einmal, bei einer öffentlichen Séance, aber das hat nichts gebracht.«

»Zweimal in dreieinhalb Jahren. Das hat genügt, um Frieden zu finden. Ich muss ihn nicht mehr kontaktieren, denn ich weiß, dass bei ihm alles gut ist, dass er mich leitet und ich ihn wiedersehen werden, wenn es soweit ist.«

»Einmal in sieben Jahren.«

»Einmal, um meiner Nichte in ihrer Trauer um ihren Mann beizustehen.«

»Einmal pro Jahr.«

»Zweimal innerhalb von drei Jahren.«

Eine Teilnehmerin hat sehr gut verstanden, wie notwendig es ist, den Trauerprozess nicht durch zu häufige Konsultationen eines Mediums zu blockieren:

»Ich war bestimmt zehn Mal bei diesem Medium, und dann wollte ich meinen Mann gehen lassen. Außerdem kam es mir so vor, als würden die Séancen mich daran hindern, ohne ihn weiterzuleben.«

Wenn der Trauerprozess erst einmal in Gang gekommen ist und sich einem guten Abschluss nähert, nimmt das Bedürfnis, den Verstorbenen mittels eines Mediums zu kontaktieren, von alleine ab oder löst sich ganz auf.

»Ich wollte mit ihm sprechen, aber jetzt habe ich nicht mehr das Bedürfnis nach einem Austausch über den Umweg eines Mediums, auch wenn das sehr verlockend ist.«

Wir haben weiter oben gesehen, dass die Verstorbenen häufig ihre Bezugspersonen ermuntern, ihre Trauer abzulegen, indem sie ihnen Botschaften schicken, etwa mit dem folgendem Wortlaut: ›Sei nicht traurig, hör auf zu weinen, lebe dein Leben weiter, wir werden uns eines Tages wiedersehen.‹ Die Empfehlung der Verstorbenen, nicht zu lange zu weinen und den Lebensweg voller Vertrauen und Zuversicht auf ein späteres Wiedersehen weiterzugehen, ist von erheblicher Bedeutung für den Trauerprozess.

Unsere Teilnehmer pflichten dieser Einschätzung bei:

»Der Trauerprozess besteht in der Fortentwicklung der Beziehung, in ihrer Internalisierung und Verwandlung. Und darin, dass man akzeptiert, was verloren ist, und auch das, was bleibt.«

»Der Kontakt hat zum einen meine Vorstellungen vom Leben nach dem Tod umgekrempelt und zum anderen dazu geführt, dass ich eine veränderte Beziehung zu den Verstorbenen akzeptiere.«

»Es verändert die Art von Verbindung, die ich mit der Person haben konnte.«

»Ein Trost, weil ich weiß, dass mein Papa immer irgendwo da ist, aber meine Trauer ist deshalb noch längst nicht überwunden. Obwohl ich erleichtert bin, weil er nicht mehr leidet und es für ihn besser ist, fällt es mir schwer, ihn nicht mehr zu sehen, zu hören, in die Arme zu nehmen.«

»Ich kann seinen Tod leichter akzeptieren, weil ich glaube, dass ich ihn eines Tages wiedersehen werde. Diese Tatsache tröstet mich, aber der NTK lindert nicht den Schmerz über die Trennung und die Abwesenheit.«

»Er heilt die Trauer nicht, aber er verleiht unserem Weiterleben einen Sinn, auch ohne die physische Gegenwart des Verstorbenen. Trotzdem leide ich in den Tagen nach einem Kontakt nicht mehr oder weniger, weil ich so fühle wie er.«

»Der Kontakt hat den Kummer und den Verlust nicht gelindert, aber er hat mir eine große innere Ruhe beschert, und ich wusste gleich, dass es ihm gut ging und er es leichter hatte.«

Die Mehrheit der Befragten ist der Ansicht, dass der Trauerprozess anders verlaufen wäre, wenn sie keinen NTK erlebt hätten.

- **Für 57% wäre der Trauerprozess anders verlaufen, 21% waren sich unsicher und für 22% wäre er gleich verlaufen.**

Verschiedene Teilnehmer haben ihre Antworten erläutert:

»Radikal anders! Ich hätte sonst geglaubt, dass ich meinen Großvater für immer verloren hätte (trotz der ziemlich lauwarmen Beteuerungen der etablierten Religionen!) und hätte mit Wut und Verständnislosigkeit reagiert. Heute glaube ich, dass unsere Existenz einen viel komplexeren Sinn hat, aber wir können und dürfen den Schlüssel dazu nicht besitzen. Das wäre zu einfach, und wir würden aufhören zu suchen und uns Fragen nach dem Sinn zu stellen.«

»Es ist viel leichter, ins Leben zurückzukehren, in dem Bewusstsein, dass es ihr gut geht.«

»Ich nehme an, dass ich durch die Trauer viel mehr gelitten und lange in tiefer Traurigkeit verharrt hätte.«

»Ich hätte es ihm übel genommen, dass er seinem Leben ein Ende gesetzt hat, während ich heute seine Entscheidung und seine Gründe verstehe.«

»Ich bin nicht in der Trauerdynamik steckengeblieben. Ich konnte meine Mutter besser unterstützen, weil mein eigener Kummer weniger stark war. Ich habe ihr erzählt, was ich erlebt habe. Sie fühlte sich dadurch sehr getröstet.«

»Mein Trauerprozess ist nicht beendet, aber diese Erfahrung hat mich von einer drückenden Last befreit: Dass ich nicht die Gelegenheit hatte, mich von ihm zu verabschieden.«

»Da er in einem Zustand tiefster Verzweiflung Suizid beging, wäre ich seinetwegen sehr traurig gewesen und hätte nicht gewusst, wie ich über diese schreckliche Tat hinwegkommen soll. Dank meiner ›Vision‹ wusste ich, dass er aus gutem Grund gegangen ist und jetzt glücklich ist. Deshalb war ich überhaupt nicht mehr traurig.«

Abschließend fragten wir, wie sich die Teilnehmerinnen und Teilnehmer nach ihrem NTK fühlten. Die Ergebnisse zeigen, dass die Erfahrung ausgesprochen positiv bewertet wird, denn für über 90% ist sie »kostbar« oder sie sind »sehr froh«, dass sie sie machen konnten.

- Sie ist mir kostbar: 71%
- Sehr froh: 20%
- Sie spielt keine Rolle: 3%
- Sehr unglücklich: 0%
- Ich wünschte, es wäre nie geschehen: 1%
- Unsicher: 4%

Abschließende Bemerkungen

Wir hätten unser Forschungsvorhaben nicht realisieren können und dieses Buch würde nicht existieren, hätten sich unsere 1.004 Teilnehmerinnen und Teilnehmer nicht die Mühe gemacht und die Zeit genommen, einen sehr langen Fragebogen auszufüllen. Wir möchten uns im Namen des gesamten Teams ganz herzlich bei ihnen allen bedanken. Dank ihrer ausführlichen Beiträge hat unser Verständnis des Phänomens der spontanen Kontakte mit einem Verstorbenen an Tiefe gewonnen, und die wohltuende und transformatorische Wirkung solcher Erfahrungen hat sich auf erhellende, ja fesselnde Weise offenbart.

Welche Lehren lassen sich aus unserer Studie ziehen? Zunächst einmal kann man mithilfe der von uns erhobenen Daten die Modalitäten und Umstände für das Zustandekommen eines NTK besser eingrenzen. So stellte sich beispielsweise durch eine unserer Fragen auf den französischen Fragebögen heraus, dass die meisten Kontakte im familiären Rahmen stattfinden, vor allem mit Eltern, Schwiegereltern, Großeltern oder verstorbenen (Ex-)Partnern/Ehepartnern (bei den anderen Sprachgruppen weichen die Ergebnisse leicht ab). Die Daten zeigen auch, dass eine zu Lebzeiten sehr nahe, liebevolle Beziehung zwischen Empfänger und Verstorbenem eindeutig ein wichtiges Element beim Zustandekommen von NTK ist. Kontakte, bei denen die Empfänger den Verstorbenen nicht besonders nahestanden, sind seltener und dienen häufig dazu, anderen Bezugspersonen der Verstorbenen eine Nachricht zu übermitteln.

Darüber hinaus beleuchtet unser Datensatz einen Aspekt, der in früheren Studien nur selten erwähnt oder untersucht wurde – die

Wahrnehmung von Verstorbenen, die den Empfängern unbekannt waren. Die Bedeutung solcher NTK erschließt sich nicht unmittelbar. Sie dienen zweifellos nicht dazu, die Kontaktierten zu trösten, sondern scheinen auf Bedürfnissen der verstorbenen Person zu beruhen, die sich da manifestieren, wo es ihnen möglich ist, also da, wo sie wahrgenommen werden können, selbst wenn die Empfänger ihnen unbekannt sind. NTK mit unbekannten Verstorbenen kommen häufiger vor, als wir angenommen hatten, und scheinen von anderer Art zu sein als Begegnungen mit einer Person, die dem Kontaktierten nahesteht. Die Empfänger wundern sich oft über solche Kontakte, sie fühlen sich unwohl oder sind gar verstört, denn es fehlt die emotionale Verbindung, die NTK zu so schönen und tröstlichen Erlebnissen macht. Man könnte verschiedene Hypothesen wagen, doch letztlich bleibt uns die Funktion und Bedeutung derartiger Kontakte verborgen.

Eine andere wichtige Schlussfolgerung lautet, dass Trauer keine Vorbedingung für das Erleben eines NTK ist. Über ein Viertel unserer Befragten hat um den wahrgenommenen Verstorbenen nicht mehr – oder überhaupt nie – getrauert, und die Antworten auf eine unserer Fragen ergaben, dass 12% der Befragten eine verstorbene Person wahrnahmen, die sie nicht kannten. Solche Zahlen bringen die oft aufgestellte materialistische Hypothese ins Wanken, wonach NTK lediglich trauerbedingte Täuschungen oder unbewusste Kompensationen seien.

Durch die Untersuchung konnten wir außerdem in Erfahrung bringen, dass NTK das Glaubenssystem der Empfänger signifikant beeinflussen. Das Erlebnis eines NTK hat Folgen für die Vorstellung vom Tod und damit auch vom Leben. NTK leiten häufig eine Phase der Reflexion ein, besser gesagt, eine Überprüfung bestehender Überzeugungen. Ein neues oder neu erwachtes Interesse an existenziellen Fragestellungen kann die Folge sein. Unsere Daten zeigen, dass durch NTK die Beschäftigung mit Spiritualität deutlich verstärkt wird, da sich die Anzahl der Befragten, die sich als spirituell bezeichneten, nach ihrer Erfahrung verdoppelte.

Eine Reihe von Fragen gab uns Aufschluss darüber, für wie »echt« oder »real« die Empfänger ihren NTK hielten. Unabhängig davon, ob sie vor ihrer Erfahrung die Ansicht vertraten, dass es ein Leben nach dem Tod gibt oder nicht, sind sie nahezu einhellig von der Authentizität ihres NTK überzeugt, und diese Überzeugung verstärkt sich mit der Zeit sogar noch.

Dass sich das Glaubenssystem verändert, und zwar zugunsten der Hypothese vom Überleben des Bewusstseins nach dem physischen Tod, fällt ins Auge, denn nur 1% unserer Befragten waren nach ihrem NTK *nicht* davon überzeugt. Auch der Einfluss eines NTK auf die menschliche Urangst vor dem Tod ist auffallend und zeugt von der Kraft einer solchen Erfahrung – über 60% unserer Befragten bestätigen, dass ihre Angst vor dem Tod infolge des NTK abgenommen hat oder gar verschwunden ist. Der Einfluss eines NTK auf das, was Menschen im Innersten glauben, ist nicht zu leugnen.

Als weiteres wesentliches Ergebnis der Studie kann man die starke Wirkung eines NTK auf den Trauerprozess nennen. Die weitaus meisten Befragten bestätigen, dass ihr Erlebnis ihnen zu Trost und emotionaler Heilung verholfen hat. NTK sind viel mehr als die bloße Wahrnehmung eines verstorbenen Menschen. Von großer Bedeutung sind die Gefühle, die während eines Kontakts empfunden und wahrgenommen werden, und auch die übermittelten Informationen. Die allein im Zustandekommen eines NTK enthaltene Information vermittelt dem Empfänger die subjektive Überzeugung, dass ihr geliebter Verstorbener den physischen Tod überlebt hat. Zudem hat die überwiegende Mehrheit unserer Teilnehmerinnen und Teilnehmer eine an sie persönlich gerichtete Botschaft wahrgenommen. Diese Botschaften sind relativ homogen. Im Wesentlichen kommunizieren die Verstorbenen, dass sie am Leben sind und es ihnen gut geht, und sie versichern den Trauernden ihre Unterstützung und Liebe.

Die Herausforderung der Trauerarbeit besteht darin, dass die Hinterbliebenen die endgültige physische Abwesenheit des geliebten Menschen akzeptieren und eine neue innere Verbindung mit ihr oder ihm schaffen. NTK fügen sich nahtlos in diesen Prozess ein, denn sie eröffnen die Perspektive einer fortdauernden und dynamischen

Beziehung zwischen Lebenden und Toten, die sich in seltenen, kostbaren Momenten manifestiert. Diese Verbindung bildet nicht nur den Stand der Beziehung ab, wie er zum Todeszeitpunkt existierte, sondern kann sich auch nach dem Tod noch auf dynamische Weise fortsetzen. Mehrere Berichte, die weiter oben abgedruckt sind, legen vor allem nahe, dass eine Versöhnung nach dem Tod möglich ist und es niemals zu spät ist, etwas zu verstehen, zu heilen, zu verzeihen und Liebe auszudrücken.

Man könnte annehmen, dass nach der flüchtigen Wahrnehmung eines Verstorbenen dessen körperliche Abwesenheit als noch schmerzhafter empfunden wird und sich die Einsamkeit der Hinterbliebenen verschärft, doch bei 80% unserer Befragten ist dies nicht der Fall. Die erhobenen Daten zeigen, dass ein Großteil von ihnen von der Existenz und dem Fortbestand einer inneren Verbindung zu dem geliebten Menschen überzeugt sind, und ihre Überzeugung ist so stark, dass sie nicht mehr auf eine kurze Wahrnehmung des Verstorbenen, wie sie während dem NTK stattfand, angewiesen sind, um Bestand zu haben.

Die Untersuchung ergab, dass NTK von Natur aus wohltuend, um nicht zu sagen therapeutisch, wirken, denn sie erfüllen zweifellos Bedürfnisse der Trauernden. Dennoch sollte man unterstreichen, dass diese Erfahrungen die Traurigkeit über die endgültige körperliche Abwesenheit eines geliebten Menschen nicht (immer/vollständig) aufheben und dem Betroffenen auch die Trauerarbeit nicht ersparen.

Als letzte maßgebliche Erkenntnis kann man festhalten, dass unsere Teilnehmerinnen und Teilnehmer ihrem NTK einen wichtigen Platz unter den prägenden Ereignissen ihres Lebens einräumen. Sie erinnern sich noch Jahre oder sogar Jahrzehnte später an die kleinsten Details. Die oben zitierten Berichte bezeugen es – die allermeisten betrachten ihren NTK als eine überwältigende, prägende, tröstliche und genuin positive Erfahrung. Die erhobenen Daten lassen erkennen, dass die Erfahrung eines spontanen Kontakts mit einer verstorbenen Bezugsperson von nahezu allen Befragten außerordentlich hoch geschätzt und in Ehren gehalten wird.

Über die Autorin

Die Schweizerin Evelyn Elsaesser ist Expertin für Erfahrungen rund um den Tod, zu denen spontane Nachtod-Kontakte mit Verstorbenen (NTK), Nahtod-Erfahrungen (NTE) sowie Sterbebettvisionen gehören. Seit dreißig Jahren widmet sie sich der Erforschung und Verbreitung von Informationen über diese spezifischen, aber verwandten Phänomene.

Sie hat zahlreiche Bücher, Artikel und Buchbeiträge zum Thema verfasst. Ihre Werke werden in viele Sprachen übersetzt.

Seit etwa zehn Jahren konzentriert sie sich in ihrer Arbeit vor allem auf spontane Kontakte mit Verstorbenen. Zunächst übersetzte sie das Buch *Hello from Heaven*, das das US-amerikanische Autorenpaar Bill und Judy Guggenheim zum Thema NTK publiziert hatte, ins Französische; es erschien 2011 unter dem Titel *Des nouvelles de l'au-delà* bei dem französischen Verlag Exergue. 2017 veröffentlichte sie ein eigenes Buch über NTK mit dem Titel *Quand les défunts viennent à nous: Histoires vécues et entretiens avec des scientifiques* (Ed. Exergue, 2. Auflage 2018).

Auf dieses Buch hin erhielt sie Hunderte von E-Mails und Briefe von Menschen, die selbst einen spontanen Nachtod-Kontakt erlebt hatten. Aus dieser Korrespondenz ging deutlich hervor, dass die Absender außerordentlich dankbar, um nicht zu sagen erleichtert waren, weil sie endlich einer Erfahrung einen Namen geben konnten, die manchmal Jahrzehnte zurücklag und sie tief beeindruckt und beglückt hatte, über die sie aber mit ihrer Umgebung nicht hatten sprechen können und die auch nicht in ihr eigenes Verständnis von Realität passte. Offensichtlich war der Zeitpunkt gekommen, ein groß angelegtes wissenschaftliches Projekt in die Wege zu leiten, das sich mit diesen so verbreiteten (50-60% der Bevölkerung) und gleichzeitig so wenig erforschten Erfahrungen befasst. Evelyn Elsaesser entwickelte ein Konzept für ein Forschungsprojekt als Grundlage für eine Förderung, die ihr großzügig von einer Stiftung gewährt wurde. Nachdem sich das Projekt-Team konstituiert hatte, konnte das Forschungsprojekt »Untersuchung der Phänomenologie und der Auswirkungen von direkten und spontanen Nachtod-Kontakten (NTK)« von Februar 2018 bis Januar 2020 durchgeführt werden. Die Ergebnisse dieser großen internationalen Untersuchung werden in *Spontane Kontakte mit Verstorbenen* vorgelegt. Die Fortsetzung des Forschungsprojekts ist im Gange.

Der Autorin ist es besonders wichtig, dass der derzeitige Forschungsstand über NTK einer möglichst breiten Öffentlichkeit zugänglich gemacht wird, denn wir alle könnten eines Tages einen NTK erleben. Sachkundige und differenzierte Informationen werden uns eine gemeinsame Sprache und Wissensbasis über ein Phänomen liefern, das sehr häufig auftritt und dennoch in den Medien und im öffentlichen Diskurs kaum zur Sprache kommt.

Evelyn Elsaesser ist Leiterin des Projekts »Untersuchung der Phänomenologie und der Auswirkungen von direkten und spontanen Nachtod-Kontakten (NTK)«. Daneben ist sie Mitgründerin und Vorstandsmitglied von *Swiss IANDS* (International Association for Near-Death Studies). Viele Jahre lang war sie Koordinatorin der Schweizer Sektion des *Scientific and Medical Networks* (SMN).

www.evelyn-elsaesser.com

Ins Deutsche übersetzte Titel der Autorin:

Elsaesser, Evelyn, Ring, Kenneth, *Was wir aus Nahtod-Erfahrungen für das Leben gewinnen*, Neuauflage, Crotona-Verlag, Amerang 2020

Elsaesser, Evelyn, *Nachtod-Kontakte: Spontane Begegnungen mit Verstorbenen*, Crotona-Verlag, Amerang 2019.

Elsaesser, E., *Engelchens Land*, Santiago Verlag, Goch 2004 (vergriffen)

Werke in anderen Sprachen, Übersetzungen wie Beiträge in Sammelbänden finden Sie auf der Website der Autorin:

https://www.evelyn-elsaesser.com/de/bucher

Publikationen, die aus dem Forschungsprojekt entstanden sind:

Elsaesser, E., Roe, C. A., Cooper, C. E., & Lorimer, D. (in press). The phenomenology and impact of hallucinations concerning the deceased. BJPsychOpen.

Woollacott, M., Roe, C. A., Cooper, C. E., Lorimer, D., Elsaesser, E. (2021) Perceptual Phenomena Associated with Spontaneous After-Death Communications: Analysis of visual, tactile, auditory and olfactory sensations. Explore.

Penberthy, J. K., Pehlivanova, M., Kalelioglu, T. Roe, C. A., Cooper, C. E., Lorimer, D. & Elsaesser, E. (in press). Factors Moderating the Impact of After Death Communications on Beliefs and Spirituality, OMEGA, Journal of Death & Dying.

Evrard, R., Dollander, M., Elsaesser, E., Roe, C. A., Cooper, C.E., Lorimer, D. (in press). Expériences exceptionnelles nécrophaniques et deuil paradoxal : études de la phénoménologie et des répercussions des vécus effrayants de contact avec les défunts. Evolution Psychiatrique.

Cooper, C.E., Roe, C.A., Lorimer, D., Morrison, S. & Elsaesser, E. (in press). Characteristics of spontaneous cases immediately surrounding human death. Journal of the Society for Psychical Research.

Weitere Veröffentlichungen werden auf der Seite

»Forschung« hinzugefügt, sobald sie verfügbar sind:

https://www.evelyn-elsaesser.com/de/forschung

Bitte um Zuschriften

Wenn Sie der Ansicht sind, dass Sie einen Nachtod-Kontakt erlebt haben und davon berichten wollen, möchte ich Sie bitten, mir eine kurz gefasste Schilderung an folgende E-Mail-Adresse zu schicken:

evelyn@evelyn-elsaesser.com

Ihre Erfahrung wird uns eine wertvolle Hilfe bei zukünftigen Forschungsarbeiten sein.

Vielen Dank im Voraus!

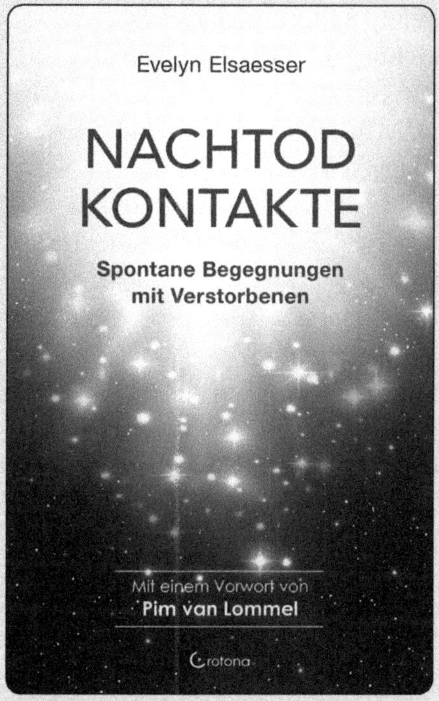

Evelyn Elsaesser
Nachtod-Kontakte
Spontane Begegnungen mit Verstorbenen
978-3-86191-113-5
Noch weitgehend unerforscht ist das Phänomen der »Nachtod-Kontakte«, in dem es um das spontane Auftreten von meist erst vor Kurzem verstorbenen Freunden oder Angehörigen geht. Evelyn Elsaesser gilt als eine der profiliertesten Forscherinnen auf diesem Feld und legt hier die erste umfassende Studie zu einem noch kaum untersuchten Gebiet der modernen Sterbeforschung vor.

Penny Sartori | Kelly Walsh
Geborgen in der Ewigkeit
978-3-89427-830-4
»Die in diesem Buch geschilderten Erfahrungen öffnen ein Fenster, um die wahre Natur des Lebens zu verstehen und – und das ist das Wichtigste – die wahre Natur Gottes.«
Neale Donald Walsch

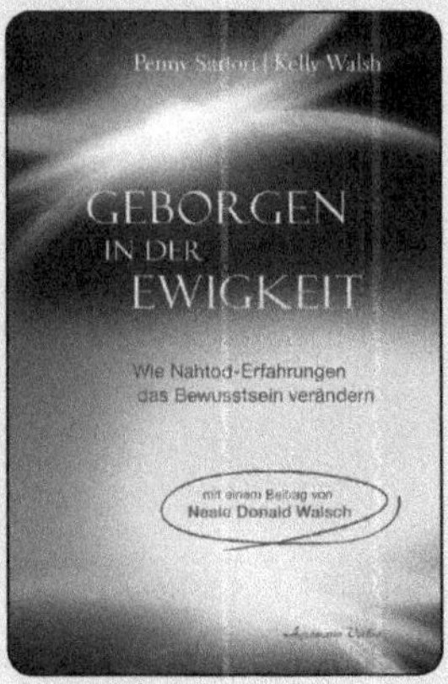

»Ich war persönlich zutiefst berührt von den sehr persönlichen und intimen Erfahrungen und der transformierenden Kraft dieser Nahtod-Erfahrungen. Sie zeigen die Auswirkungen und die Einflüsse, die solche überwältigende Erfahrungen auslösen. Zudem zeigen sie, wie wir selbst unser Leben in seiner ganzen Fülle leben können. Dieses Buch kann ich jedem wärmstens ans Herz legen!«
Prof. Dr. Pim van Lommel

Penny Sartori
Nahtod-Erfahrung als Neuanfang
978-3-89427-659-1
»Durch ihre Forschungen hat Penny Sartori ihre Vorstellungen vom Leben nach dem Tod völlig verändert. Sie schildert beeindruckende Geschichten von Patienten. – Ein sehr erhellendes Buch nicht nur für Mitarbeiter im Gesundheitswesen, sondern auch für Schwerkranke und ihre Familien!«
Prof. Dr. Pim van Lommel

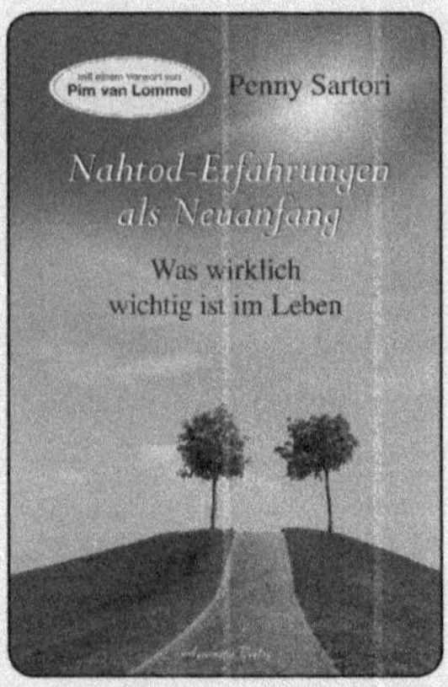

Evelyn Elsaesser – Kenneth Ring
Was wir aus Nahtod-Erfahrungen für das Leben gewinnen
978-3-86191-119-7

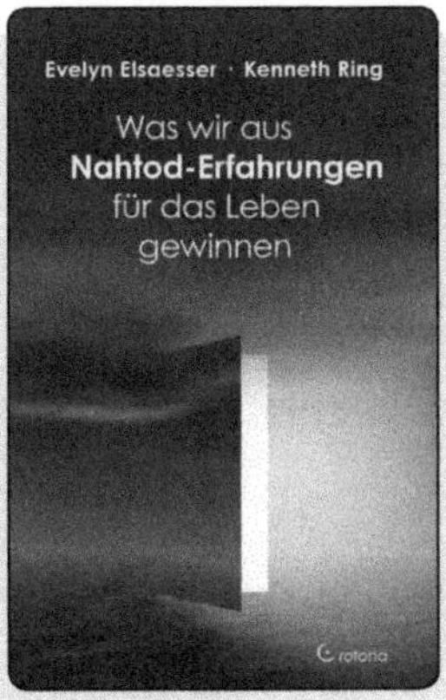

Aufgrund ihrer umfangreichen Forschungen kommen die beiden Wissenschaftler zu dem überzeugenden Ergebnis, dass eine Nahtod-Erfahrung nicht nur die Gewissheit vom Weiterleben nach dem Tod schenkt, sondern auch zu einer tiefgreifenden Veränderung im fortdauernden Erdenleben führt. Das Erlebte schenkt vielen Menschen einen gänzlich neuen Blick auf das Leben. Sie erkennen die EINHEIT der Schöpfung und die unfassbare Ordnung und Gesetzmäßigkeit, die das Dasein aller Lebensformen erfüllt. Nichts geschieht zufällig – in allem waltet ein tiefer Sinn. Diese Einsicht führt bei sehr vielen Nahtod-Erfahrenen zu einer tiefgreifenden Veränderung ihres Lebenswandels.

Wilfried Kuhn - Joachim Nicolay
Nahtod-Erfahrungen
Neue Wege zu einem tieferen Verständnis
978-3-86191-122-7

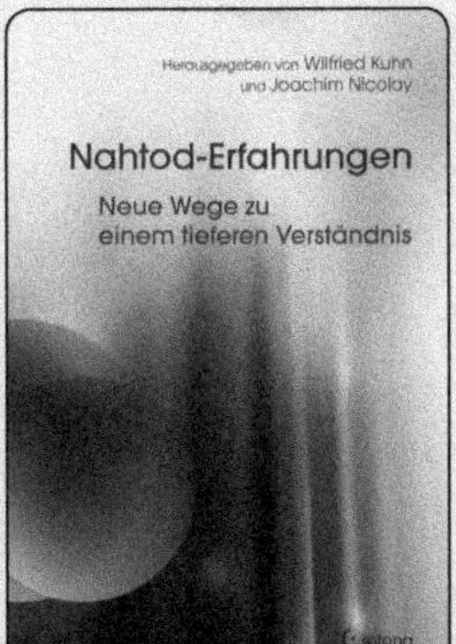

Die Fülle von gut dokumentierten Nahtod-Erfahrungen ermöglicht es aufgeschlossenen Wissenschaftlern, die einzelnen Erlebnisberichte mit unterschiedlichen wissenschaftlichen Instrumenten zu untersuchen. Fast alle Disziplinen, von der Philosophie über die Neurobiologie bis hin zur Quantenphysik befassen sich heute mit dem Phänomen Nahtod-Eerfahrung.
Die vorliegende Dokumentation enthält einige der bemerkenswertesten Analysen aus den verschiedenen Fachbereichen und zeigt die vielfältigen Dimensionen auf, die sich anhand von unterschiedlichen Nahtod-Erfahrungen neu erschließen lassen.